DER HUND
Der beste Freund und Helfer des Menschen

ERNST-ULRICH HAHMANN

DER HUND

BESTER FREUND UND HELFER DES MENSCHEN

Anleitung / Ratgeber für all diejenigen die vor der Entscheidung stehen sich
einen Hund anzuschaffen, aber auch für diejenigen, die schon jahrelang stolze
Hundebesitzer sind.

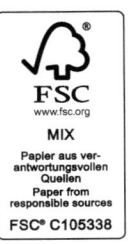

Bibliografische Information der Deutschen Nationalbibliothek.

Die Deutsche Nationalbibliothek verzeichnet diese Publikation in der Deutschen Nationalbibliografie: detaillierte bibliografische Daten sind im Internet über http://dmb.ddb.de abrufbar.

Umschlagentwurf und Layout: Ernst-Ulrich Hahmann

Herstellung und Verlag
BoD - Books on Demand, Norderstedt

ISBN 9 783755 798651

11,99 Euro

INHALTSVERZEICHNIS

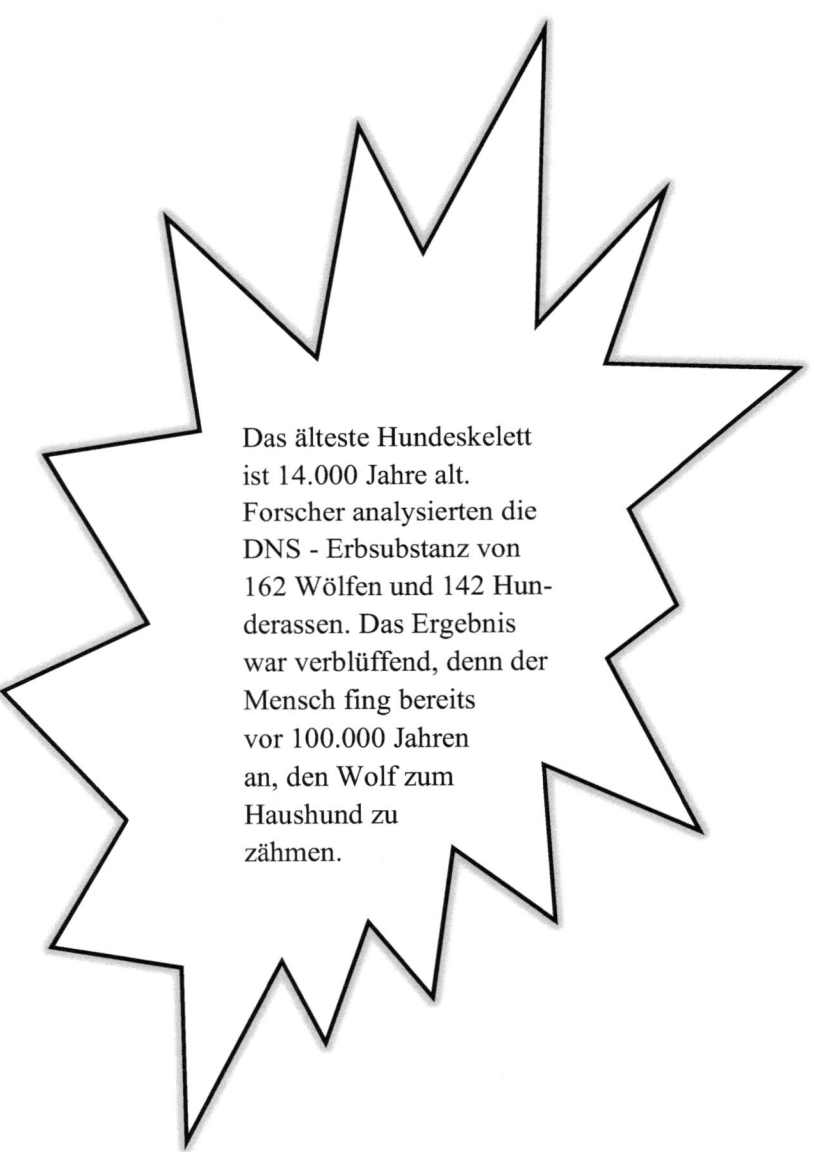

Das älteste Hundeskelett ist 14.000 Jahre alt. Forscher analysierten die DNS - Erbsubstanz von 162 Wölfen und 142 Hunderassen. Das Ergebnis war verblüffend, denn der Mensch fing bereits vor 100.000 Jahren an, den Wolf zum Haushund zu zähmen.

Es gibt viele Gründe, sich einen Hund zu halten, aber in erster Linie ist der Hund der Freund des Menschen und das schon seit Urgedenken. Er schenkt uns mit seiner bedingungslosen Liebe ein gewisses Wohlbehagen. Treu steht er uns mit seiner Intelligenz, Hingabe und Leidenschaft zur Seite.

Hunde machen uns Menschen riesigen Spaß und stellen ein ideales Haustier dar. Umsonst heißt es nicht das Hundebesitzer gewöhnlich gesünder und glücklicher leben, Krankheiten oft schneller überwinden und nach einem Herzinfarkt eine höhere Überlebenschance haben. Und nicht nur das, Hunde können uns nach einem katastrophal vergangenen Tag wieder zum Lachen bringen.

Und was könnte schöner sein, den Hund mit wackelnder Rute erwartungsvoll, mit aufgeregten Augen auf den Spaziergang des Tages warten zu sehen. Und wenn er dann umhertollt, spielt und seiner Freude freien Lauf lässt, ist das dann nicht das wahre Vergnügen?

Als Spielkamerad, Sportsfreund und Schmusetier gibt der Hund ein Vielfaches der Liebe zurück, die ihm erwiesen wird.

Je mehr gemeinsam unternommen wird, je mehr man sich mit dem Hund beschäftigt und mit ihm redet, desto tiefer wird die Bindung zwischen Mensch und Tier.

Nachdem du dir überlegt hast, welchen Hund du dir anschaffen möchtest, der am besten zu dir passt, hängt es im Weiteren weniger von dem Hund ab wie sich die Beziehung entwickelt als von der Einstellung und den Verhaltensweisen desjenigen *„am anderen Ende der Leine"*.

Da wir Menschen von uns selbst behaupten, die überlegene Spezies zu sein, sollten wir die Sprache der Hunde erlernen und beherrschen - und nicht umgekehrt. Hunde kommunizieren über Körpersprache, Mimik und Energie.

Versuche in deiner Liebe zu deinem Freund Hund, diesen nicht zu vermenschlichen, lass den Hund den Hund sein. Lass ihm seinen natürlichen Spiel- und Bewegungsdrang mühelos und mit Elan ausleben.

Eine enge Wechselbeziehung zwischen Mensch und Tier führt häufig zu rührender Freundschaft, und der Hund vermag in dieser Beschützerrolle oft kaum glaubliche Fähigkeiten zu entwickeln.

Hunde sind wunderbare Wesen, von denen wir Menschen viel lernen können, wenn wir achtsam sind. Sie lehren uns, unserem Bauchgefühl und unseren Instinkten zu vertrauen. Sie lehren uns, den Moment zu leben. Hunde zermartern sich nicht den Kopf über Vergangenes, sie beschäftigen sich auch nicht mit der Zukunft - sie leben, im Hier und Jetzt.

Wenn wir genau hinschauen und es wirklich wissen wollen, können uns unsere Hunde in jedem Moment unseres Lebens aufzeigen, wie es gerade um unser Inneres besteht.

I.
DER HUND IM DIENST DES MENSCHEN

1. DIE DOMESTIKATION

Bereits in der Unendlichkeit der Vergangenheit der Geschichte des Menschwerdens sind die Menschen und der Wolf einen gemeinsamen Vertrag eingegangen. Aufgrund bestimmter Gemeinsamkeiten

beide waren Jäger
beide waren scharfe Beobachter
beide lebten in der Gemeinschaft
beide beherrschten ein bestimmtes Areal
beide hatten ein ähnliches Sozialverhalten

folgten die Wölfe seit Beginn der Menschheitsgeschichte möglicherweise den Siedlungen unserer Vorfahren, schlichen um ihre steinzeitlichen Lager, verzehrten ihre Abfälle und schlossen miteinander Freundschaft. Unsere Urahnen merkten schnell, dass die „Wölfe" ihnen bei der Verfolgung und Jagd nach Tieren nützlich sein können. Es besteht somit nicht nur die Wahrscheinlichkeit, sondern die Tatsache, dass junge Wölfe von Menschen aufgezogen wurden, um sie wie Haustiere zu halten. Wegen seines anpassungsfähigen Naturells wurde der gezähmte Wolf bald kontrolliert gezüchtet oder domestiziert. So lebten die ersten Haushunde, nach neusten Erkenntnissen vor ungefähr 12.000 Jahren (Steinzeit). In seiner bereits veränderten Gestalt begleitete er die Menschen oder wurde von ihnen in alle anderen Teile der Welt mitgenommen.

Der genaue Zeitpunkt der *„Hundwerdung"* wird sich nie genau feststellen lassen. Wo *„hört"* z. B. ein gezähmter Wolf *„auf"* und wo *„fängt"* der Hund *„an"*?

Für den Jäger war der Hund mit seinem vielfach besseren Hörvermögen, der Schnelligkeit seiner Bewegungen und seinem vorzüglichen Geruchssinn der ideale Partner zum Aufspüren und Töten der Beute. Als Belohnung für diese Arbeit erhielt der Hund Schutz und Nahrung.

Die Verteidigungsbereitschaft wie auch die Angriffsfähigkeit im Wesen des Hundes gewann mit der Fortentwicklung des Menschen vom Jäger zum Siedler immer größere Bedeutung. Der Mensch erwarb Land und züchtete Tiere und hielt diese in Herden, damit begann das Hüte Zeitalter des Hundes, der gleichzeitig zum Beschützer des menschlichen Eigentums wurde.

In diesem Zeitalter begann die planmäßige Hundezucht, zunächst aufgeteilt in zwei Hauptgruppen, den

Jagdhund   und den   Hütehund.

Die vielen verschiedenartigen Hütehunde hatten die Aufgabe, die Herden zu kontrollieren und zu beschützen, sie waren Helfer, manchmal vollwertiger Ersatz des Hirten.

Domestikation	Züchtung
• Genetische Änderung der Art in Bezug auf Gestalt und Verhalten • Verlust der Fluchttendenz	• Individuelle Änderungen der Verhaltensweisen • Reduktion der Fluchtdistanz • Abbau der Individualdistanz

Von einer planmäßigen und wissenschaftlichen Züchtung von Hunden kann aber erst seit dem vorigen Jahrhundert gesprochen werden. Gegen Ende des 19. Jahrhunderts gab es die ersten Standards, nach dem gezüchtet wurde.

Jede Hunderasse verfügt über ein besonderes Talent im Bereich Laufen, Schutz bzw. Bewachung, Herdentrieb oder Ähnliches. Von seinem Verhalten ist der Hund jedoch eine Art niemals erwachsen gewordener Wolf geblieben.

Obwohl der Wolf weiterhin den insgesamt besten Alleskönner darstellt, sind Hunderassen entstanden, die in manchen Bereichen ihren Vorläufer deutlich übertreffen.

2. DER URSPRUNG DES GEZÄHMTEN HUNDES

Der Wolf (canis lupus) ist als der Urahn des Hundes anzusehen. Im Verlauf der Geschichte wurde sein Erbgut durch Zähmung und kontrollierter, selektiver Zucht so verändert, dass daraus Hunderassen entstanden, die nicht unterschiedlicher sein können wie der handtellergroße Yorkshireterrier bis zu der massiven Deutschen Dogge.

Genauso, wie die Größe und Aussehen des Hundes verändert wurde, wurde auch dessen Verhalten beeinflusst, indem gewisse wölfische Eigenschaften beeinflusst, wie Respekt vor dem Leittier verstärkt, andere wie Ängstlichkeit und Scheu oder Duftmarkierung abgebaut wurden.

<u>Ahnenväter der verschiedenen Rassen</u>

Amerikanischer Wolf	Europäischer Wolf	Asiatischer Wolf
z.B.	z.B.	z.B.
Alaskan Malamute	Mastino Napoletamo	Japan Chin
Neufundländer	Australischer Hirten-	Akita Inu
Chihuahua	hund	Saluki

Als Folge der Domestizierung des Wolfes entstanden zunächst einige Hundetypen. Von Rassen konnte man hier noch nicht sprechen.

Die erste anerkannte *„Hunderasse"* erinnerte an einen schnellen, schlaksigen Greyhound und wurde wegen ihrer hohen Geschwindigkeit beim Jagen gezüchtet.

Mit der Zeit brachte der Mensch durch Züchtung Hunderassen mit spezifischen Eigenschaften wie beispielsweise Sicht- und Schweißhunde hervor.

Entsprechend veränderten sich auch die Form und die Größe der Hunde. Dadurch hat der Mensch eine Tierart geschaffen, die in einer fast vollständigen Abhängigkeit vom Menschen leben.

Die Entwicklung der Rassen ging in zwei Richtungen:

1. Richtung
   - breite Palette an unterschiedlichen Familienhunden.

2. Richtung
   - Gebrauchshunde,
   - Verfeinerung bestehender Fähigkeiten,
   - neue Verwendungsmöglichkeiten (Versuch den am besten spezialisierten Hund zu züchten).

So sind unsere Hunde durch Jahrtausende langer Zucht, Auswahl und Spezialisierung zu dem geworden, was sie heute sind.

Ihr genetisches Material ist die Frucht einer seit mindestens 130.000 Jahren andauernden bemerkenswerten Kulturleistung der Menschheit.

Heute existieren ca. 500 Arten von Hunderassen auf der Erde. Zwischen den Hunderassen gibt es dann immer noch verschiedene Kombinationen.

<u>Hundetypen</u>

Dingos	nördlicher Spitz	Windhunde	Doggenartige
niedrigste Domestikationsstufe stehen geblieben □ als Wachhund und *„vierbeinige Müllabfuhr"* in dem sie die Küchenabfälle vertilgten.	herausragende Fähigkeiten im Treiben und Hüten der Herde.	wegen seiner ausgezeichneten Augen zur Jagd eingesetzt.	aufgrund seiner Größe und ungestümen Wucht als Wach- und Kriegshund eingesetzt.

3. HISTORISCHER ABRISS

vor 40 Millionen Jahren	Aus dieser Zeit stammen die ältesten fossilen Funde von Hundeartigen. Sie stammen aus dem mittleren Tertiär und wurden überwiegend in Nordamerika gefunden. Deshalb wird angenommen, dass hier die Wiege der ältesten Vorfahren unserer heutigen Hunde stand. Ein direkter Nachkomme dieser Hunde ist der Marderhund, ein Wildhund mit Waschbär ähnlichem Aussehen, der heute auch in Deutschland wildlebend vorkommt.

40.000 Jahre alt	Auf altsteinzeitlichen Felsmalereien gibt es bereits Darstellungen von Jagdszenen, an denen Hunde beteiligt sind.
vor 13.000 Jahren	Lebte der erste Haushund. Aufgrund von archäologischen Knochenfunden wird der Beginn der Domestikation des Hundes auf diesen Zeitpunkt datiert.
10.000 Jahre alt	So alt ist ein menschliches Skelett, das einen Welpen im Arm hielt. Dieses entdeckten Archäologen in Israel in einem alten Grab.
vor 3.000 Jahren	In dieser Zeit wurde der Dingo von Siedlern in Australien eingeführt.
vor 2.700 Jahren	Der elegante Zwerghund Japan Chin wurde in dieser Zeit von China nach Japan gebracht. Jahrhunderte wurde er am japanischen Kaiserhof als Schoßhund gehalten.
vor 2.600 Jahren	Bereits zu dieser Zeit wurden in Assyrien mastiff-artige Jagdhunde gehalten.
2.000 Jahre	Seit dieser Zeit hat sich der Pekinese in seiner Art in China nicht verändert.
mehrere 1.000 Jahre	Ist der Zeitpunkt, in dem bereits im Nahen Osten Salukis gezüchtet werden.
alten Ägypten	Verehrung des Hundes als Boten des Todes.
Römerzeit	Hier gibt es bereits zahlreiche Hunderassen.

1494	Die erste deutsche Übersetzung über gewisse Ausbildungsprofile des Wachhundes „*Lehrbuch der Landwirtschaft*" von Petrus Crescenti (Italiener) beschäftigt sich mit Gedanken (Anforderungsprofile) über das Aussehen eines geeigneten Wachhundes für Haus und Hof.
15. Jahrhundert	Züchtung von Hunderassen in Europa, die die Aristokratie auf der Jagd begleiteten.
16. Jahrhundert	Ab hier lässt sich die Geschichte der Deutschen Dogge zurückverfolgen.
18. Jahrhundert	Es verbreitete sich der Haushund unter dem europäischen Adel. Rassehunde waren anfänglich das Privileg reicher, aristokratischer Familien, aber mit der Zeit wurden sie auch mehr und mehr von der unteren Klasse gehalten.
18. und 19. Jahrhundert	Aufkommen des Begriffes „*Rasse*". Die ersten Grundlagen wurden geprägt durch den Franzosen Gobineau. Es war der Beginn der Rassezucht, die wir heute kennen.
1810	Preußen führt die Hundesteuer als Luxussteuer ein.
1873	Englische Züchter schlossen sich zum „*Kennel Club*" zusammen und legten ein Zuchtbuch mit ersten Rassestandards vor.
1891	Carles Cruft schuf mit seiner „*Cruft's Dog Show*" eine Institution, die von London aus die Welt eroberte und auch noch heute in Züchterkreisen anerkannt ist.

1899	Die zielgerichtete Züchtung des Deutschen Schäferhundes beginnt.
1901	Erster Einsatz des Schäferhundes als Polizeihund in Deutschland.
1903	Einführung einer Eignungsprüfung für Polizeihunde in Deutschland.
1910	Erscheinen des Buches *„Der Deutsche Schäferhund als Diensthund"* vom Rittmeister von Stephanitz. Unter anderen wird hier die Erziehung und Abrichtung des Diensthundes abgehandelt. Einige in seinen Buch empfohlene Methoden zur Erziehung und Ausbildung eines Hundes entsprechen in keiner Art und Weise mehr dem heutigen Zeitgeist.
Mai 1911	Die nationalen Spitzenverbände Deutschlands, Frankreichs und der Niederlande schlossen sich zur *Fédération Cynologique International (FCI)* zusammen, einen internationalen Dachverband, der es sich zur Aufgabe machte, die Kynologie und die Rassezucht zu schützen und zu unterstützen.
Erster Weltkrieg	Einsatz des Schäferhundes als Kriegshund.
1922	Erstes Körbuch in Deutschland für Schäferhunde.
1925	Es entstand auf der Grundlage wissenschaftlicher Erkenntnisse eine *„Prüfungsordnung für Schutz-, Polizei- und Kriminalhunde"*.

1939	In Gelsenkirchen wurden alle tauglichen Hunde für den Wehrdienst erfasst.
Zweiter Weltkrieg	Hundeführer werden zusammen mit ihren Hunden eingezogen.
1947	In Berlin gab es nur noch 37.869 Hunde (1938 waren es noch 91.499 Hunde).
1987	Das Kupieren der Hundeohren wurde in Deutschland verboten.
Hunde heute	Über 350 Hunderassen gibt es heute und allein in Deutschland gibt es fünf Millionen Hunde. Inzwischen sind sie auf allen Kontinenten vertreten. Ursprünglich gab es in Australien, Neuseeland, Neuguinea, Madagaskar und in der Antarktis keine Hunde, aber auch dort sind sie dank der Menschen inzwischen auch vertreten.

4. HUNDERASSEN

Eine Hunderasse besteht aus einer oder weniger großen Anzahl von Hunden, die im Erscheinungsbild und im Erbbild eine weitgehende Ähnlichkeit aufweisen können. Die Rassen werden in vier Kategorien eingeteilt:

Kategorie I (Schäferhunde, Schutz- und Wachhunde)

a.) Schutz- und Wachhunde, Gebrauchshunde
- Deutscher Schäferhund
- Boxer
- Bouvier des Flanders
- Dobermann
- Rottweiler
- Hovawart
- Airedale-Terrier

- Riesenschnauzer

b.) Hirten- und Treibhunde
- Collie
- Bobtail
- Sennenhund
- Puti

c.) Doggen und Doggenartige
- Deutsche Dogge
- Bernhardiner
- Neufundländer
- Mastiff
- Bulldogge
- Mops

Kategorie II (Jagdhunde)

a.) Jagdhunde
- Fox Hund
- Dachsbracke
- Dalmatiner
- Schweißhund
- Vorsteherhund
- Setter
- Cockerspaniel
- Dackel
- Foxterrier
- Bullterrier

Kategorie III (Begleithunde)

a.) Schnauzer und Pinscher
- Riesenschnauzer
- Pinscher
- Affen-, Zwergpinscher
- Schnauzer
- Zwergschnauzer

b.) Spitze
- Klein-, Großspitz

- Chow-Chow
- Akita Ines
- Siberian Husky
- Alaskan Malamute

c.) Rassen verschiedener Arten
- Pudel
- Groß-, Klein-, Zwergpudel
- Tibet Terrier

d.) Kleinhunde
- Malteser
- Pekinese
- Chinesischer Nackthund
- Chihuahua

Kategorie IV (Windhunde)

a.) Windhunde
- Afghanischer Windhund
- Englischer Windhund
- Persischer Windhund
- Russischer Windhund
- Spanischer Windhund
- Arabischer Windhund
- Windspiel
- Irischer Wolfshund

Die Einteilung in die Rassekategorien erfolgt nach dem Ausstellungsreglement der F.C.I. (Art. 6) vom 1. Juli 1970.

Zurzeit werden in Deutschland vorwiegend 9 Hunderassen zu den Gebrauchthunden gezählt. Wegen ihres natürlichen Bedürfnisses, ihr Rudel und ihr Territorium zu schützen, verleihen uns die Hunde, insbesondere Vertreter der größeren Rassen, Sicherheit und Schutz.

Zu diesen Hunderassen zählen: der Deutsche Schäferhund, der Rottweiler, der Riesenschnauzer, der Dobermann, der Hovawart, der Airedale Terrier, der Deutsche Boxer, der Bouvier des Flanders, der Malinois.

5. GEBRAUCHTHUNDERASSEN IN DEUTSCHLAND

DEUTSCHER SCHÄFERHUND

Der Deutsche Schäferhund sieht seinem Urahnen, dem Wolf, am ähnlichsten. Er wurde aus denen um die Jahrhundertwende vorhandenen mitteldeutschen und süddeutschen Hütehunden herausgezüchtet. Seit 1899 wird seine Zucht planmäßig und zielgerichtet nach dem Verwendungszweck betrieben.

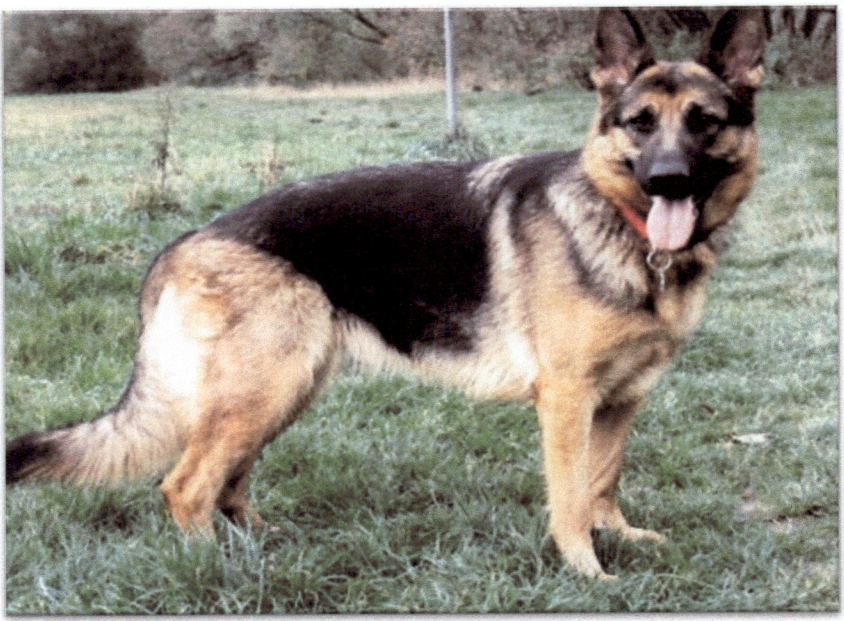

Der Deutsche Schäferhund ist ein übermittelgroßer, leichtgestreckter, kräftiger, bemuskelter, stockhaariger Hund mit Trabergebäude, Stehohren und buschig behaarter, langer Rute.

Früher wurde der Schäferhund als Hütehund gehalten.

	Widerristhöhe	Gewicht
Rüde	60 - 65 cm	36 - 40 kg
Hündin	55 - 60 cm	etwa 33 kg

GESTALT (RASSEMERKMALE)
- Brusttiefe sollte etwa die Hälfte der Widerristhöhe betragen.
- Kopf verjüngt sich ohne wesentlichen Stirnansatz gleichförmig und keilförmig. Kopf soll kräftig sein, ohne plump zu wirken.
- Lippen liegen am Fang straff und gut an. Kräftiges Scherengebiss.
- Stehende mittelgroße und hoch angesetzte Ohren.
- Augen mandelförmig, mittelgroß und dunkel.
- Buschige Rute, die bis zum Sprunggelenk reicht.

HAARKLEID
- Dichtes Stockhaar mit guter Unterwolle, das ihn vor Kälte schützt.
- Das Deckhaar sollte möglichst dicht, gerade harsch und fest anliegend sein.
- Farbe:
  - schwarz, eisengrau, aschgrau,
  - entweder einfarbig oder mit regelmäßigen braunen, gelben bei weiß-grauen Abzeichen,
  - auch mit schwarzen Sattel, dunkel gewolkt.
  - Das Grundhaar, die Unterwolle ist - außer bei schwarzen Hunden - immer leicht gefärbt.

EIGENSCHAFTEN
- temperamentvoll, nervlich ausgeglichen, leichtführbar und ausdauernd,
- in Reizsituationen zeigt er natürliche Schärfe und größtmögliche Härte.
- Ist sehr lernwillig und braucht neben den körperlichen Tätigkeiten auch immer eine geistige Beschäftigung.

EINSATZ
- Er ist geeignet für alle Verwendungsmöglichkeiten, die wir Hunden abverlangen können.
- Ob als reiner Schutzhund, als Hund für das duale System oder als Spezialist, er hat sich in allen Bereichen, auch bereits in den *„jüngeren"*, einen festen Platz erarbeitet.
- Heutzutage ist er häufig als Diensthund für die Polizei, als Rettungshund, für das Militär oder den Zoll unterwegs.

HALTUNG
- Vorwiegend im Zwinger.

PFLEGE
- Stockhaariges Haarkleid wird gestriegelt und gekämmt.

DER ROTTWEILER

Der Rottweiler wurde ursprünglich als Viehtreiber- und Hütehund im Gebiet der ehemaligen römischen Siedlung Rottweil gehalten. Die als Älteste in Deutschland gesichtete Hunderasse erlebte er beim Einsatz als Diensthund einen erneuten Aufschwung.

Der Rottweiler ist ein übermittelgroßer Hund, der sehr stämmig und massiv wirkt.

	Widerristhöhe	Gewicht
Rüde	60 - 68 cm	35 - 60 kg
Hündin	50 - 63 cm	35 - 60 kg

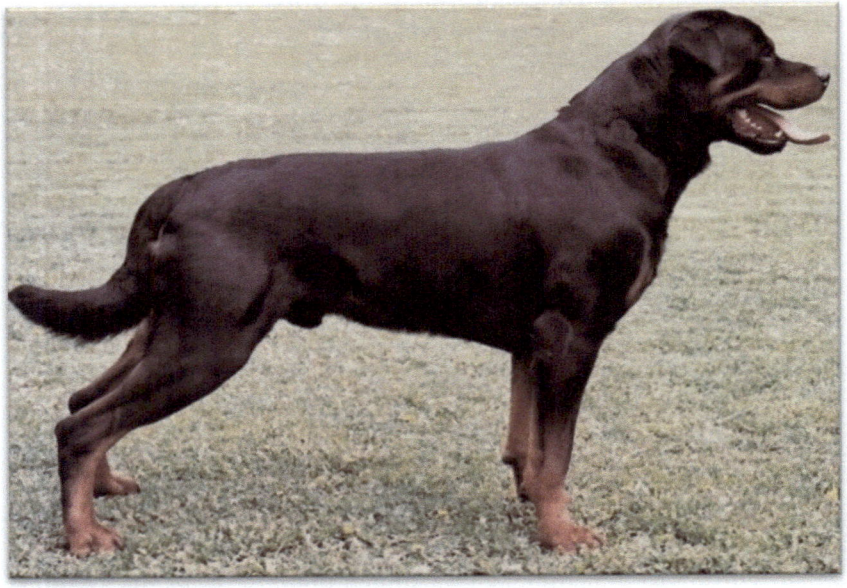

GESTALT (RASSEMERKMALE)
- Übermittelgroßer Hund, der sehr stämmig und massiv wirkt.

- Schwarze Lefzen liegen fest an, fallen aber nach dem Mundwinkel allmählich ab.
- Backen kräftig bemuskelt, die Jochbogen gut ausgeprägt. Eine breite Nasenkuppe mit schwarzer Färbung.
- Tiefbraune mittelgroße Augen.
- Die nach vorn getragenen dreieckigen Ohren verdecken die Ohröffnung.
- Die mehr runde als ovale Brust ist breit und tief. Der gerade Rücken ist eher kurz als lang. Die Kruppe ist nicht abfallend.
- Sie waren lange für ihre kopierten Ohren und Schwänze bekannt, doch zum Glück müssen seit dem Verbot immer weniger Hunde ihre Rute verlieren.

HAARKLEID
- Stockhaar – kurz und glatt
- Farbe
  - Sattes Schwarz mit rostrotem, abgegrenzten Brand.
  - Die rostroten Abzeichen befinden sich über den Augen, an den Backen, am Fang, an der Halsunterseite, an der Brust, an den Läufen, unter der Rutenwurzel.

EIGENSCHAFTEN
- äußerst nervenstark, robust, ausdauernd, zuverlässig,
- Wasser- wie Apportierfreudig,
- neigt nicht zum Kläffen,
- streunt nicht,
- ist sehr hausgebunden,
- der Biss des Rottweilers kann tödlich sein.

EINSATZ
- Weil sie so klug und robust sind, oft auch im Militär und bei der Polizei.
- Gut erzogen sind sie sanfte und liebe Familienhunde.

HALTUNG
- Zwinger oder Gartengrundstück ist ratsam, kann auch in größeren Wohnungen gehalten werden.

PFLEGE
- Das Deckhaar darf nicht so lang werden, da das Haarkleid dann struppig aussieht.
- Hund muss mindestens 4x im Jahr getrimmt werden.

DER RIESENSCHNAUZER

In seiner jetzigen Form wurde der Riesenschnauzer schon Ende des vorigen Jahrhunderts von den Rinderzüchtern der Alpen- und Alpenvorländer gehalten. Erstmalig wurde ein Riesenschnauzer 1909 auf einer Ausstellung vorgestellt. Der übermittelgroße Riesenschnauzer besitzt ein respekteinflößendes Aussehen.

	Widerristhöhe	Gewicht
Rüde	65 - 70 cm	35 - 50 kg
Hündin	60 - 65 cm	35 - 50 kg

GESTALT (RASSEMERKMALE)
- Er wirkt quadratisch. Die Gesamtlänge entspricht ungefähr der Widerristhöhe.
- Kurzer gerader vorlaufender Rücken.
- Ohren sowie Rute werden kupiert. Rute nicht mehr als vier Glieder.
- Der Kopf erhält durch den getrimmten Bart eine rechteckige Form.
- Scherengebiss.
- Schwarze Lefzen liegen gut am Fang an.
- Dunkle und ovale Augen.

HAARKLEID
- Das draht- und rauhaarige Haarkleid ist straff, dicht und besteht aus Grannen Haar und guter Unterwolle.
- Hartes Haar am Oberkopf mit kräftigen Brauen Wuchs.
- Einen vollen breiten Schnauzbart.
- Farbe:
  - zwei Farbschläge
    „Schwarz"
    „Pfeffer - Salz"
  - alle Farbnuancen von dunklen Eisengrau bis Silbergrau zulässig.

EIGENSCHAFTEN
- großer Lerneifer

- Härte und Schärfe

EINSATZ
- Anerkannte Diensthunde Rasse
- Schutz- und Fährtenhund

HALTUNG
- Im Zwinger ist empfehlenswert (Gartengrundstück).
- Der sportliche Hund braucht sehr viel Bewegung. Deshalb sind ausgedehnte tägliche Spaziergänge absolute Pflicht.

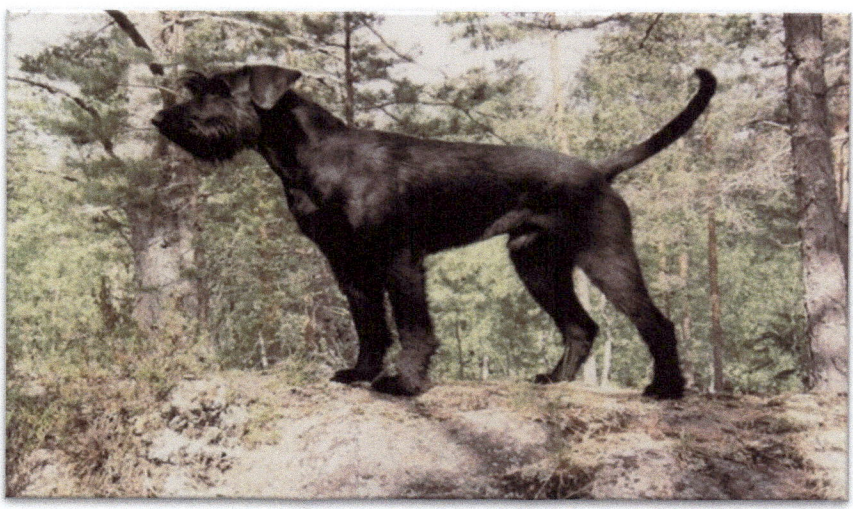

PFLEGE
- Regelmäßige Pflege mit Kamm und Bürste braucht das drahtige-raue Fell.
- Pflege kostet einige Mühe, denn sein raues Haarkleid muss getrimmt werden.

DER DOBERMANN

Der Thüringer Karl Fr. L. Dobermann in Apolda begann 1860 mit der Züchtung ausgesprochen scharfer Pinscher mit verschwommenen gelben Abzeichen zum eignen Schutz. Durch Einkreuzungen entstand die älteste anerkannte Diensthunderasse bis zur Jahrhundertwende.

Seit 1889 wird die Zucht organisiert gelenkt.

Der Dobermann ist ein mittelgroßer, eleganter Hund mit keilförmigen Kopf, kupierten Stehohren und gestutzter Rute.

	Widerristhöhe	Gewicht
Rüde	62 - 70 cm	32 - 45 kg
Hündin	58 - 67 cm	32 - 45 kg

GESTALT (RASSEMERKMALE)
- Mittelgroßer, kurzhaariger Hund mit keilförmigem Kopf.
- Gut proportioniertes und elegantes Aussehen.
- Die gut bemuskelten Läufe stehen senkrecht zur Erde.
- Kupierte Stehohren und eine auf 2 bis 4 cm gestutzte Rute.
- Tiefer, breiter Fang mit straffen Lefzen.
- Schwarze Nase.
- Tiefdunkle ovale, mittelgroße Augen.

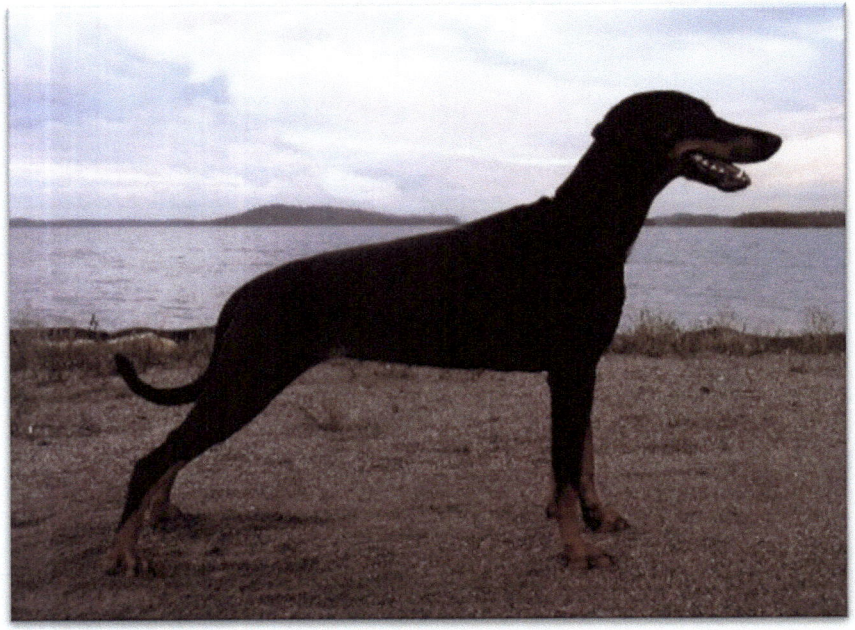

HAARKLEID
- kurz, eng anliegend und direkt
- Farbe

- schwarz, braun oder blau
- mit scharf abgegrenztem, sauberem, rostrotem Brand

EIGENSCHAFTEN
- Gute Kondition
- Mutig, aufmerksam, intelligent und temperamentvoll
- Schärfe

EINSATZ
- Polizeihund, bei der Bundeswehr
- Wachhund
- Schutz- oder Fährtenhund

HALTUNG
- Engen Kontakt mit seinem Besitzer.
- Zwinger, Gartengrundstück, nicht zu kleine Wohnung.
- Der Hund braucht viel Bewegung.

PFLEGE
- Wenig Pflege braucht das kurze, harte und glatte Fell.

DER HOVAWART

Der Hovawart ist eine junge Rasse mit alten Namen. Schon im Mittelalter wurde der *„Hofwarth"* neben dem *„Mistbella"* als zuverlässiger Wächter und Verteidiger erwähnt.

Vor etwa 80 Jahren aus dem Bauernhundschlägen aus dem Harz, aus dem Schwarzwald und anderen Mittelgebirgen regeneriert.

	Widerrist	Gewicht
Rüde	60 - 70 cm	30 - 40 kg
Hündin	55 - 65 cm	25 - 35 kg

GESTALT (RASSEMERKMALE)
- Robuster Kopf mit breiter, gewölbter Stirn, gut entwickelter Nase und leicht gewölbtem Schädel. Kopfhaut straff. Die dreieckigen Ohren sind hoch angesetzt.
- Breite, tiefe und kräftige Brust.
- Scherengebiss.
- Dunkle Augen.

- Mittellangen kräftigen Hals.
- Straffen Rücken, leicht abfallende, nicht zu lange Kuppe.
- Die Länge des Rumpfes übertrifft die Schulterhöhe.
- Gerade, kräftige, stark behaarte Läufe mit guter Wickelung und gut bemuskelt.
- Gut behaarte, lange Rute, die bis zum Sprunggelenk reicht.

HAARKLEID
- ist glatthaarig und schlicht gewellt.
- es muss fest anliegen und darf keine Locken bilden.
- eine gute Granne und dichte, nicht hervortretende Unterwolle sind erwünscht.

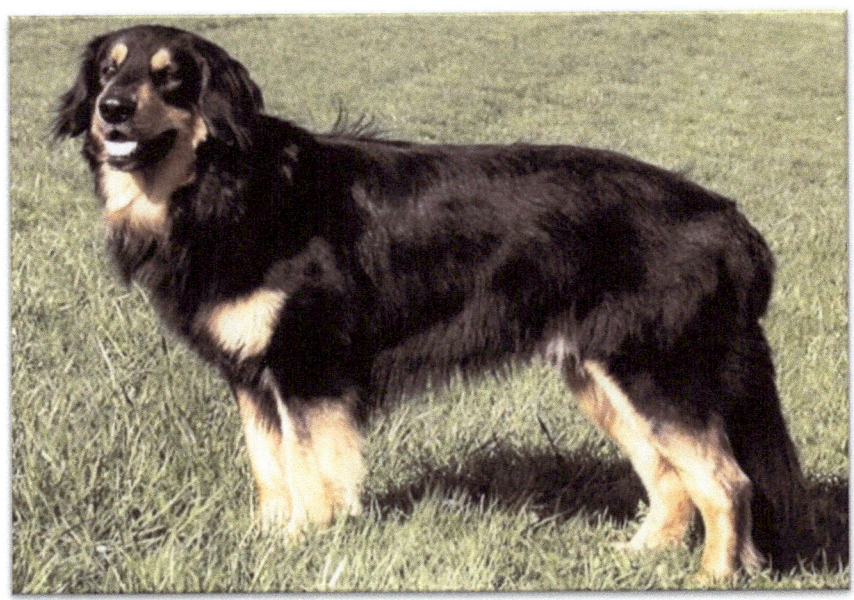

- Farbe
  - Schwarz, schwarzmarkenfarbig (Schwarz mit Lohfarben) und in Blond oder hellmarkenfarbig (Blond mit helle abgetönten Haar an den Läufen und am Bach).
  - Ein kleiner weißer Brustfleck und einzelne weiße Haare an der Rutenspitze sind statthaft.

- Nicht zulässig sind weiße Zehen, Gamaschen oder Flecken überhaupt.
- Bei blonden Hunden wird ein dunkles Blond angestrebt.

EIGENSCHAFTEN
- kraftvoll, beweglich
- ausgeglichen, gutartig
- besitzt Schutztrieb, Härte
- mittleres Temperament
- sehr gute Nasenführung.

EINSATZ
- Seit 1964 anerkannte Gebrauchthunderasse.
- Findet insbesondere Verwendung als
  - Schutz- und Fährtenhund
  - Rettungshund
  - Wach- und Begleithund

HALTUNG
- Der Zwinger oder das Gartengrundstück ist der Wohnung vorzuziehen.

PFLEGE
- Tägliche intensive Pflege braucht das lange, wellige, jedoch nie lockige Fell.
- Es braucht nur gekämmt zu werden.

AIREDALE TERRIER

Der Aireale Terrier ist eine englische Zuchtproduktion, Kreuzung aus Otterhund und schwarzbraunen Drahthaarterrier.

Um die Jahrhundertwende kam die Rasse nach Deutschland. Sie galt als eine der ältesten Dienstgebrauchthunderassen.

Der Airedale-Terrier erwarb sich ein gewisses Heimrecht dadurch, dass der Airedale-Terrier der erste Hund war, der in vielerlei Hinsicht in der deutschen Armee Verwendung fand, was ihm damals den Namen „Kriegshund" eingetragen hatte.

	Widerristhöhe	Gewicht
Rüde	58 - 62 cm	56 - 61 kg
Hündin	56 - 59 cm	56 - 61 kg

GESTALT (RASSEMERKMALE)

- Mittelgroßer Hund mit kurzen geraden Rücken und tiefer aber nicht zu breiter Brust.
- Langer und flacher Schädel, der nicht zu breit zwischen den Ohren ist.
- Der Stirnabsatz des Kopfes ist kaum sichtbar.
- Schwarze Nase.
- Kleine, dunkle, mandelförmige Augen.
- V-förmige und seitlich abstehende Ohren.
- Hoch angesetzte Rute, die sich zur Rutenspitze verjüngt.

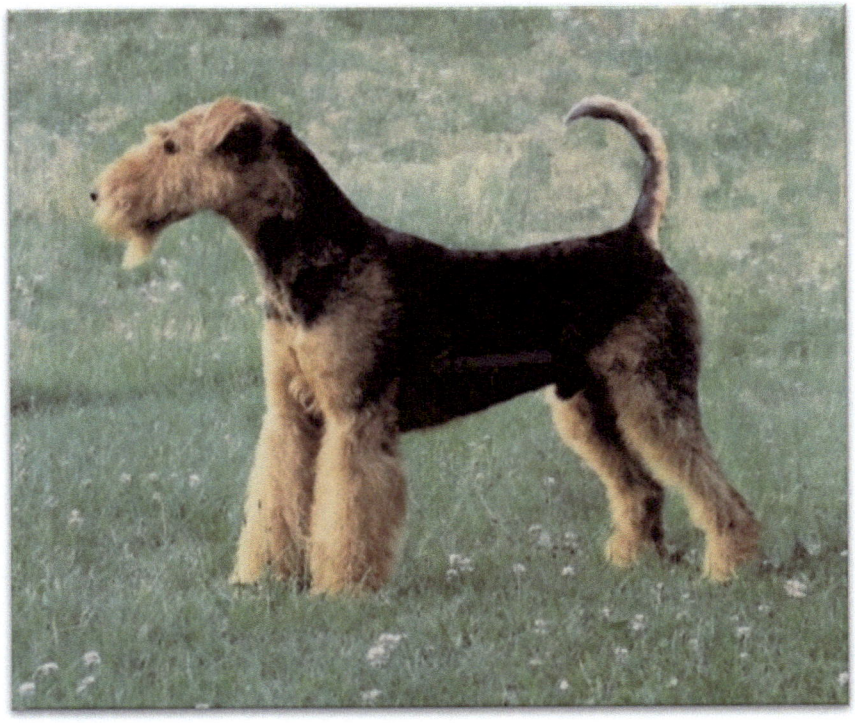

HAARKLEID

- Hartes, dichtes und drahtiges Haarkleid.

- Haare schlängeln sich oder sind ein wenig gewellt.
- Farbe
  - Am Kopf und an den Läufen sattlohfarben.
  - Am Rumpf schwarz oder dunkelgrau meliert.

Eigenschaften
- Temperamentvoll, lernfähig
- Drang nach Bewegung und Beschäftigung

Einsatz
- Dienstgebrauchthund
- Schutz- und Fährtenhund
- Haus- und Begleithund

Haltung
- Zwinger oder Gartengrundstück ist ratsam.
- Er kann auch in größeren Wohnungen gehalten werden.

Pflege
- Das Deckhaar darf nicht so lang werden, da das Haarkleid dann struppig aussieht.
- Der Hund muss mindestens 4x im Jahr getrimmt werden.

DER DEUTSCHE BOXER

Der Ursprung des Deutschen Boxer wird auf den mittelalterlichen Bärenbeißer zurückgeführt. Zur Entstehung der Rasse haben wahrscheinlich auch der Mastiff, Bulldogge und typenähnliche andere doggenartige Hunde beigetragen.

1926 wurde der Deutsche Boxer als Diensthund anerkannt.

	Widerristhöhe	Gewicht
Rüde	57 - 63 cm	30 - 32 kg
Hündin	53 - 59 cm	etwa 28 kg

Gestalt (Rassemerkmale)
- Mittelgroßer, glatthaariger Hund mit kurzem geraden Gebäuce.
- Der untere Kiefer überragt den oberen und biegt sich leicht nach oben. Beide Kiefer sind vorn breit.
- Dicke wulstige Oberlippe.

- Hoch angesetzte und spitz kupierte Ohren.
- Kurzes festanliegendes Haarkleid.

HAARKLEID
- Kurzes, glänzendes, glattes und anliegendes Haarkleid.
- Farbe
    - Kirschrot bis Gelb oder
    - Dunkel- bis goldgestromt,
    - dabei ist eine dunkle Marke erwünscht.
    - Weiße Abzeichen sind bis zu einem Drittel der Grundfarbe gestattet.

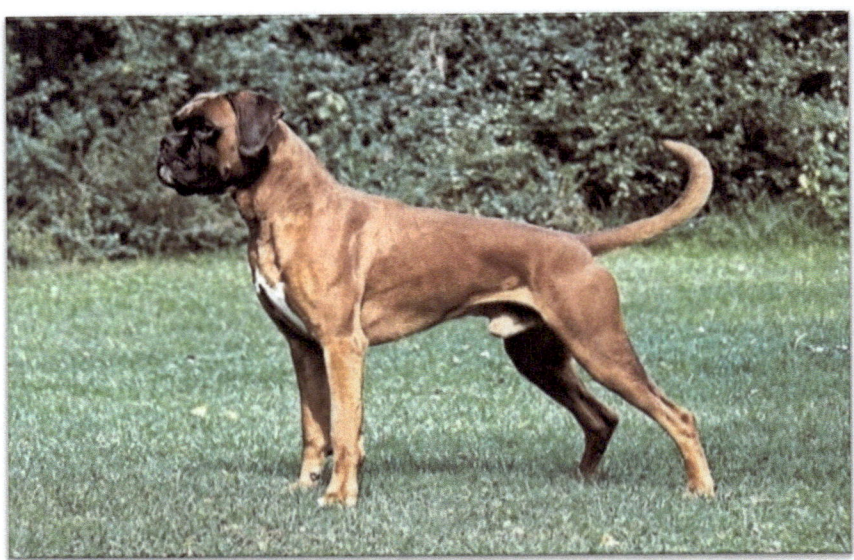

EIGENSCHAFTEN
- Kraftvoll, hart zupackend,
- sehr anhänglich und gutmütig,
- sehr wachsam.
- Neigt nicht zum Streunen und Wildern.

EINSATZ
- Vorwiegender Einsatz als Schutzhund.

- Beim Einsatz ist sein Haarkleid (weniger witterungsbeständig) zu berücksichtigen.

- In der Wohnung geeignet (auf den ausgeprägten Bewegungsdrang des Boxers Rücksicht nehmen).
- Unterbringung im Zwinger möglich (besondere Anforderungen an den Zwinger: An heißen Sommertagen genügend Schatten, Hütte im Winter gut isoliert).

PFLEGE
- Kurzes Haarkleid - Haarpflege sehr einfach und besteht im Striegeln des Hundes.

DER BOUVIER DE FLANDRES

In Belgien wurden alle mit Vieh arbeitenden Hunde als Bouviers (Hüter von Ochsen) bezeichnet. Jede einzelne Region hatte ihren eigenen Typ.

Die Bouviers stammen von sehr alten rauhaarigen Arbeitshunden ab.

Dem belgischen Armee-Veterinär Captain Darby ist es zu verdanken, dass es den Bouvier de Flandres so noch gibt.

	Widerristhöhe	Gewicht
Rüde / Hündin	59 - 68 cm	27 - 40 kg

GESTALT (RASSEMERKMALE)
- Ein kurz liniger Hund, dessen kurzer und stämmiger Körper auf kräftigen und gut bemuskelten Gliedern steht.
- Muskulöser Körperbau.
- Durch sein Erscheinungsbild wirkt er „mächtig", was sich positiv im Bereich der Präventation auswirkt.
- Dichte feine Unterwolle wird von hartem trocknem 6 cm langem Haar bedeckt.

HAARKLEID
- Sehr dickes Fell, das Deckhaar formt mit der Unterwolle einen Schutzmantel.
- Das Deckhaar ist rau, trocken und matt, ca. 6 cm lang.
- Leicht struppig, ohne je wollig oder gelockt zu sein.
- Farbe

- Brauntöne zwischen Gelb und Hellrot,
- Grau oft gemischt oder
- mit schwarzen Grannen durchsetzt oder
- Schwarz.

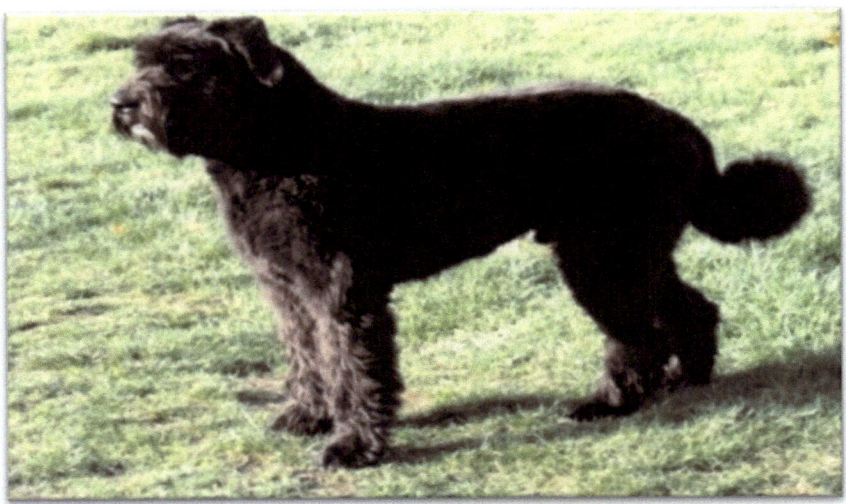

EIGENSCHAFTEN
- Energiegeladenes Wesen.
- Unermüdlicher Arbeiter.
- Sehr widerstandsfähig mit guten Nerven.
- Zeigt gute Leistung in der Ausbildung und im Einsatz.
- Braucht eine *„starke"* Hand.
- Leicht verkümmerter Fangreflex.
- Besondere Sprungtechnik – oft mit 4 Beinen gleichzeitig.

EINSATZ
- Treiber- und Schutzhund
- Wach- und Begleithund
- Rettungshund
- Sporthund.

HALTUNG
- Zwinger oder Gartengrundstück ist ratsam.
- Er kann auch in größeren Wohnungen gehalten werden.

PFLEGE

- Regelmäßig durchgeführt ist sie unkompliziert.
- Das erwünschte Trimmen oder Scheren im Abstand von ca. 3 Monaten bedingt einen zusätzlichen Pflegeaufwand.

MALINOIS

Es ist eine schon über hundert Jahre bestehende belgische Schäferhunderasse. 1891 organisierte Prof. Reul in Brüssel ein Treffen für Schäfer mit ihren Hütehunden. Es wurde eine Auslese für eine neu Rasse getroffen. Sie erhielt den Namen des Dorfes Malinois in der Nähe von Brüssel. Mittlerweile zählt sie schon zu den häufig verwendeten Gebrauchshunderassen.

	Widerristhöhe	Gewicht
Rüde / Hündin	55 - 66 cm	22 - 30 kg

GESTALT (RASSEMERKMALE)

- Mittelgroßer Hund.
- Sein Körper ist quadratisch, beim Rücken entspricht die Rückenlänge ungefähr der Widerristhöhe.
- Der Brustkorb ist mäßig breit, jedoch tief.
- Scherengebiss.
- Das Haarkleid ist mäßig kurz und dicht.

HAARKLEID

- Mäßig kurz, dicht
- Farbe
  - falb- bis mahagonifarben, mit schwarzen Grannen
  - schwarze Maske

EIGENSCHAFTEN

- fast unbändiges Temperament
- sehr flink und wendig
- besitzen große Ausdauer
- vortreffliche Springer
- reagieren blitzschnell
- bewegt sich außerordentlich behänden

EINSATZ
- Schutz- und Diensthund
- Wach- und Begleithund
- Hütehund
- Sporthund

HALTUNG
- Vorwiegend im Zwinger.

PFLEGE
- In der Pflege ist er unproblematisch.
- Das mäßige kurze, dichte Haar wird gestriegelt und gekämmt.

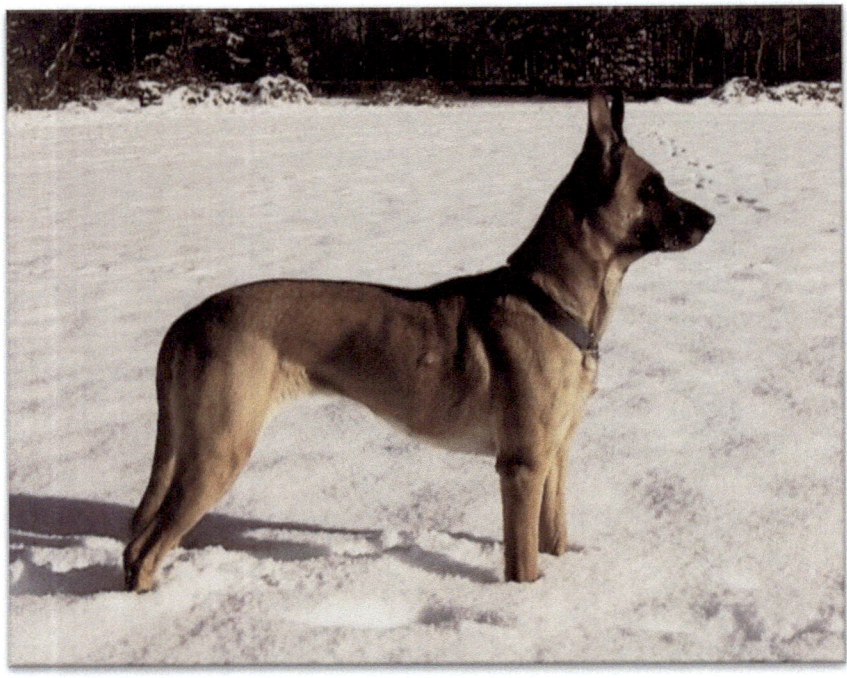

Sinnvoller Einsatz und optimale Nutzung der Einsatzmöglichkeiten des Hundes sind nur möglich, wenn der Mensch mit den Voraussetzungen dafür vertraut ist. Dazu gehören die Kenntnisse von den Grenzen der Fähigkeiten und der Belastbarkeit des Hundes; schwärmerische

Vorstellungen des Hundeliebhabers dürfen den Blick für die Realität nicht trüben.

6. INTELLIGENTE HUNDERASSEN

Hunde sind liebevolle Begleiter, die uns Menschen lieben und erdulden. Doch manche von ihnen sind dazu richtig klug: Die intelligentesten Hunderassen können kombinieren, uns leiten und sogar Wörter Unterscheiden.

Du willst ein Haustier haben, das nicht nur süß ist, sondern auch clever? Dazu hier einige weitere Beispiele.

6.1. DER LABRADOR

Er ist der vielleicht beliebteste Familienhund der Deutschen: Der Labrador Retriever. Diese Hunde lieben es zu toben, zu schwimmen und zu apportieren. Die Rasse gilt als intelligent, gutmütig, achtsam und freundlich.

Das Besondere an diesem Hund ist, dass er einen ausgeprägt starken Wunsch hat, seinem Besitzer zu gefallen. Wahrscheinlich ist die Rasse gerade deshalb so beliebt. Als Drogenspürhund, Rettungshund oder Blindenhund macht der Hund eine besonders gute Figur.

6.2. DER CANAAN DOG

Der Hund, der wie sein Name schon sagt, aus dem israelischen Canaan-Land kommt, gilt als einer der intelligentesten Hunde der Welt. Doch wer sich denkt, dass man mit ihm jetzt tolle Wettbewerbe gewinnen kann und er ein willentlicher Schüler ist, der liegt falsch: Der Canaan-Dog hat mehr oder weniger so viel Intelligenz, dass er sich dem Menschen nur ungern unterwirft. Er ist ein sehr unabhängiger und besitzergreifender Hund.

Als Familienhund ist er jedoch ein treuer Begleiter: Er beschützt sein „Rudel" und lebt treu bei ihnen.

6.3. DER AUSTRALIAN DOG

Um die australischen Hunderassen rankt ein irres Gerücht: Angeblich wurden Hunde bei der Züchtung mit Hyänen verpaart. Ob das wirklich stimmt? In jedem Fall wurde aus dem Tier, das auf den australischen

Farmen leben sollte, ein robuster, intelligenter und stämmiger Hund. Er gilt als harter Arbeits- und Wachhund, der eine sichere Hand zur Führung braucht.

Gerade Rüden sind sehr rangbewusst und scheuen sich nicht vor Auseinandersetzungen und Kämpfen. Das intelligente Tier ist also nicht für Anfänger geeignet.

6.4. DER BORDER COLLIE

Wer den Film „Ein Schweinchen namens Babe" als Kind gesehen hat, wird sich an die klugen Schäferhunde Fly und Rex erinnern. Sie gehören zu den Border Collies. Die Arbeits- und Hütehunde aus Schottland und England sind heute auch als Familienhunde sehr beliebt. Sie gelten als superkluge Tiere, die aber dementsprechend viel beschäftigt werden müssen.

Ein Border Collie namens Rico konnte in den 1990er-Jahren etwa 250 verschiedene Wörter unterscheiden.

6.5. DER SHETLAND SHEEPDOG

Sie sehen aus wie kleine Versionen der Border Collies, Collies oder Australien Shepards: Shetland Sheepdogs, als Sheltis bekannt, sind intelligent, freundlich, lernbereit und gutmütig, weshalb sie sich sehr gut als Hütehund, Begleithund, Rettungshund oder Therapiehund eignen.

6.6. DER PUDEL

Wegen seiner Frisur wird der Pudel oft als Modepüppchen abgestempelt, doch das wird der klugen Rasse nicht gerecht: Der Pudel, der ursprünglich aus Frankreich kommt, gilt als einer der klügsten Hunderassen der Welt.

Die schlauen Tiere werden deshalb häufig als Katastrophenhunde, Leichensuchhunde und Blindenführhunde ausgebildet und dann erfolgreich eingesetzt. Ein Pudel zeichnet sich durch eine überdurchschnittliche Lernfähigkeit aus. Diesem Tier kannst du viel beibringen.

6.7. DER GOLDEN RETRIEVER

Er gilt als perfekter Familienhund, Freund und Begleiter. Der Golden Retriever. Die britische Hunderasse ist und bleibt eine der beliebtesten.

Der Golden Retriever gilt als ein sehr geduldiger, intelligenter, freundlicher, ruhiger und achtsamer Hund. Während er früher zur Jagd benutzt wurde, um geschossene Vögel wieder zurückzubringen, wird er heute unter anderem als Blindenhund, Gehörlosenhund oder auch Rettungshund eingesetzt.

6.8. DER ZWERGSCHNAUZER

Auch der Zwergschnauzer gilt als ein besonders intelligentes und wachsames Tier. Mit seinen dichten Augenbrauen wirkt er für manch einen bedrohlich, dabei ist er Fremden gegenüber einfach nur misstrauisch. Ein Zwergschnauzer ist dafür bekannt, besonders wachsam zu sein und sein Herrchen oder Frauchen beschützen zu wollen!

6.9. ENGLISCHER SPRINGER SPANIEL

English Springer Spaniel zählen zu den ältesten Jagdhundetypen aus Großbritannien. Er gilt als besonders schlau und wir als „Stöberhund" eingesetzt, weil er Spuren und Fährten lesen kann.

6.10. BELGISCHER SCHÄFERHUND

Nicht nur der Deutsche Schäferhund gehört mit zu den intelligentesten Hunderassen, sondern auch der Belgische. Er wird oftmals als Rettungshund eingesetzt und besticht durch seinen vortrefflichen Lerneifer. Eine Vielzahl von Sportarten begeistern das Tier.

6.11. COCKER SPANIEL

Eigentlich ist der Cocker Spaniel als Jagdhund bekannt, dafür aber nicht minder intelligent. Früher stöberten sie für den Jäger das Wild auf, heutzutage ist das durch die Zucht kaum noch möglich. Trotzdem sind Cocker Spaniel sehr wissbegierig und sollten nicht unterfordert werden, da sie besonders schnell dazu lernen.

6.12. PAPILLON

Ausgewachsen wird der Papillon nur etwa 28 cm groß. Er eignet sich unteranderem deshalb sehr gut für die Haltung in der Wohnung, aber er braucht trotzdem genug Auslauf. Der Papillon gehört zu den Zwergspanieln und ist sozial extrem intelligent. Er nimmt negative Stimmung sehr schnell wahr und deshalb ist ihm Harmonie besonders wichtig. Also ein richtiges Familientier.

6.13. SCHIPPERKE

Die belgische Hunderasse ist bei uns nicht allzu bekannt, dabei sind die kleinen Kraftpakete exzellente Wachhunde, die ihre Familie sehr lieben. Einem Schipperke macht man daher so schnell nichts vor, sie sind sehr aufmerksam und konzentriert.

6.14. BERNER SENNENHUND

Die große Rasse sieht zwar flauschig aus, ist aber sehr muskulös und zäh und sollte keinesfalls unterschätzt werden. Sie werden auch sanfte Riesen genannt, denn sie sind zwar kräftig aber unglaublich geduldig und deshalb hervorragend für Familien mit Kindern geeignet. Seine Intelligenz sorgt dafür, dass er Kommandos häufig hinterfragt und dadurch sehr stur sein kann, das hat allerdings absolut nichts damit zu tun, dass er sie nicht versteht.

6.15. WEIMERANER

Das Aussehen dieser Rasse ist sehr besonders, sie haben fast immer hellgraues Fell und bernsteinfarbene Augen! Die Weimeraner sind sehr arbeitsfähig, das kommt durch ihre Jagdhund Gene - deshalb sind die Tiere Fremden gegenüber auch häufig erst mal misstrauisch. Mit guter Erziehung sind die intelligenten Hunde aber mit der Zeit großartige Familienmitglieder.

6.16. EPAGNEUL BRETON

Die Bretons waren lange Zeit eine Art Geheimtipp unter den Jägern und sind vor allem in Frankreich bis heute sehr beliebt. Das lange Fell und der kräftige, aber agile Körper macht die Hunderasse sehr besonders und das zeigt sich auch im Charakter - quasi kuscheln und trotzdem aktiv. Durch seine Treue und Verspieltheit liebt es der Breton, Befehle auszuführen, und zeigt dabei seine Intelligenz sehr gerne.

6.17. Welsh Corgi Pembroke

Diese kleine Hunderasse ist nicht nur unter *„Normalos"* sehr beliebt, sondern vor allem auch unter den britischen Royals genauer gesagt bei der Queen - seit dem Jahr 1952 soll sie ungefähr 30 Corgis besessen haben und besitzen. Das soll schon was heißen. Man kann es gut verstehen, denn die Corgis sind ziemliche Charakterköpfe und wissen genau, was sie wollen. Wer dieses aufdringliche Verhalten richtig wertschätzt, der wird schnell herausfinden, wie klug die Corgis sind und wie viel sie lernen können.

7. Verwendungsmöglichkeiten eines Hundes

Entsprechend des Verwendungszweckes gibt es
* Schutzhund
* Arbeitshunde
* Wachhunde
* Begleit- und Familienhunde

7.1. Aufgaben der Schutzhunde

Es ist erwiesen, dass gut ausgebildete Hunde in der Hand erfahrener Diensthundeführer Leistungen erzielen, die der Mensch alleine nicht erreichen kann. Durch das Verhalten des Hundes wird der Diensthundeführer in jedem Gelände bereits auf Besonderheiten aufmerksam gemacht.

In der Dunkelheit warnt der richtig geführte Hund seinen Diensthundeführer rechtzeitig, dass Überraschungen so gut wie ausgeschlossen sind.

Er gibt dem Diensthundeführer persönliche Sicherheit und verschafft ihm dadurch die Möglichkeit, sich seiner Aufgabe besser zu widmen.

In der Dunkelheit weist er den Diensthundeführer auf versteckte Täter hin, selbst wenn diese sich ruhig verhalten, bis der Kontrollgang abgeschlossen ist.

Er kann stillliegende hilflose Personen entdecken, die dadurch früher oder überhaupt erst aufgefunden werden.

Aufgrund seiner Sinne, die der Hund als *„Werkzeug"* nutzt bestehen folgende Möglichkeiten des Einsatzes für Schutzhunde:
* Abwehr von Angriffen

- Einholen von Fliehenden
- Wahrnehmung von Personen
- Auf- und Abstöbern
- Feststellen von Personen
- Absperrungen
- Bewachung von festgenommenen Personen.

7.2. AUFGABEN DER ARBEITSHUNDE

Arbeitshunde sind Hunde mit speziellen Verwendungsmöglichkeiten. Es gibt folgende Kategorien:
- Fährtenhund
- Stöberhunde
- Rauschgiftspürhunde
- Sprengstoffspürhunde
- Geruchsspurenvergleichshunde
- Leichenspürhunde
- Rettungshunde
- Lawinensuchhunde
- Schäfer- und Hütehunde
- Blindenführhunde

7.3. AUFGABEN DER WACHHUNDE

- Bewachung menschlicher Wohnstätten.
- Warnung vor und Abwehr von allen möglichen Eindringlingen menschlicher und tierischer Art.

7.4. BEGLEIT- UND FAMILIENHUNDE

Zu den Begleit- und Familienhunden gehören die Schoß- und Haushunde. Es sind Hunde, die man mitnimmt, wenn man ausgeht.
- Schoßhunde: Kleine Schoßhunde geben den Menschen Gelegenheit, ihrem lebenslangen Bedürfnis, Lebewesen zu umsorgen und zu pflegen nachzukommen.
- Haushunde: Ein Familienhund ist ein Hund, der grenzenlose Zuneigung und Kameradschaft seinem Herrn widmet.

Hundehalter halten sich mit ihrem Vierbeiner vermehrt im Freien auf und leiden weniger an kleinen Gesundheitsstörungen. Möglicherweise sind sie weniger anfällig für Herzkrankheiten.

II.
AUSWAHL UND HALTUNG DES HUNDES, IHRE PFLEGE UND ERNÄHRUNG

Hunde sind als soziale Rudeltiere von Natur aus gesellig. Sie gehen freudig auf die Beziehungen von Menschen ein, können dessen Freund und Partner sein.

1. AUSWAHL DES HUNDES

Wenn Sie sich in treublickende Augen verlieben und den Hund am liebsten sofort adoptieren wollen, dann ist das völlig verständlich, aber unklug. Denn neben allen anderen Fragen, die im Vorfeld zu klären sind - wie zum Beispiel, was der Rest der Familie dazu sagt - sollten Sie sich auch einmal klarmachen, wie viel ein Hund an Unterhalt kostet.

Deswegen sollte man allumfassend überprüfen, bevor man sich einen Hund zulegt:

- Ob man bereit ist für die nächsten 10 bis 15 Jahre die Verpflichtung für die Vollzeitpflege des Tieres zu übernehmen.
- Erlaubt es die Arbeitszeit und die sozialen Verpflichtungen, jeden Tag mit dem Hund mindestens zwei 20-minütige Spaziergänge einzulegen.
- Kein Hund sollte pro Tag länger als zwei Stunden allein gelassen werden.
- Ist die Zeit für die regelmäßige Pflege des Hundes vorhanden?
- Ist der Wunsch einen Hund zu erwerben nur auf Ihren Mist gewachsen oder steht die ganze Familie dahinter?
- Sind überhaupt die objektiven Möglichkeiten vorhanden sich einen Hund zu halten (Räumlichkeiten entsprechend der Hunderassen, Zulässigkeit lt. Mietvertrag)?

- Besteht die Möglichkeit des regelmäßigen Auslaufes, möglichst angeleint?
- Kann ich mir überhaupt einen Hund leisten?
- Ist mein Auto, wenn ich eins besitze, überhaupt geeignet für den Transport des Hundes?
- Verträgt sich der Hund mit den anderen Haustieren (wenn sie welche besitzen)?
- Ist jemand im Haushalt allergisch gegen Hunde?
- Können Sie Abstriche an der Ordnung und Sauberkeit in ihrem unmittelbaren Umfeld machen?

1.1. AUSWAHLSCHWERPUNKTE FÜR EINEN JUNGHUND

Bei der Auswahl des Hundes sollte man sich im Klaren sein, welchen Typ von Hund man gerne haben möchte. Besitzt man darüber im Wesentlichen die Klarheit, welche Rasse es sein soll, gilt es einigen Kriterien bzw. Schwerpunkte zu beachten.

- Typ: Rassestandard so nahe wie möglich kommen.
- Gesunde Hüften: Sind für Zuchthunde eine Notwendigkeit. Welpen, die von solchen Eltern stammen, haben in aller Regel gesunde Hüften. Nach der Hüftgelenksuntersuchung von Vater und Mutter eines Wurfes befragen, an dem man interessiert ist.
- Gutes Wesen: Die Wesensbeurteilung von Junghunden ist schwierig, gerade deshalb muss man sich ernsthaft damit befassen.
  - Hund im Zwinger beobachten.
  - Auskunft über den Züchter einholen (Ruf und Erfolg des Züchters).
  - Abklären, welche Auswahl von Welpen zur Verfügung steht.
  - Welpen Auswahl von vier Wochen ist schwierig (Welpen befinden sich mitten im Wachstum).
  - Welpen von sieben bis acht Wochen sollten bereits harmonisch wirken (wie eine Miniaturausgabe des erwachsenen Hundes).

1.2. WAS KOSTET EIN HUND?

Bevor Sie sich einen Hund anschaffen, sollten Sie mit spitzem Bleistift nachrechnen, wie hoch die Kosten für Anschaffung und Hundehaltung ausfallen. Je nach Hunderasse, Wohnort und Tierarzt können Ihnen bei der artgerechten Haltung schnell hohe Kosten entstehen.

Folgende Kriterien sind bei der Einschätzung der Kosten zu berücksichtigen:

- Einkaufskosten
- Unterbringung (Zwinger, Hundehütte, Futterschüssel, Reinigungsgerät).
- Futter
- Pflege (Striegel, Kamm, Bürste, Zeckenhalsband, Desinfektionsmittel u.a.m.).
- Grundausrüstung (Führleine, Fährtenleine, Halsbänder, Beißkorb usw.).
- Tierarztkosten (Ankaufsuntersuchung, jährliche Impfungen, *„normale Krankheiten"* usw.).
- Sonstige Kosten (Hundesteuer, Aufwandsentschädigungen, Mitgliedsbeiträge bei Vereinen, Kurse).

1.2.1. ANSCHAFFUNGSKOSTEN

Wenn Sie den Hund nicht geschenkt bekommen, kommen als Erstes die Anschaffungskosten auf Sie zu und da kann der neue Vierbeiner bereits ganz schön ins Geld gehen.

Bei der Anschaffung gibt es mehrere Möglichkeiten:
Tierheim,
Züchter,
Privatabgabe.

Je nach Rasse fallen hier unterschiedliche Kosten an. So sind beliebte Hunde oftmals teurer als unbekanntere Rassen. Ein Rassehund kann um die 1.000 Euro kosten, während Sie einen Mischling aus einem Tierheim meist schon gegen eine Schutzgebühr von 100 bis 150 Euro erhalten.
Gehen Sie auf jeden Fall zu einem bekannten liebevollen und seriösen Züchter. Denn Billigwelpen sind ganz arme Hunde - mit Problemen, die früher oder später nicht nur für die Hunde unangenehm, sondern auch für Sie unangenehm und teuer werden können.

Dringender Rat!
Versuchen Sie nicht, beim Kauf zu sparen.

Bei einem Hund von einem Züchter kommt noch dazu, dass der Hund alle erforderlichen Impfungen hat. Außerdem sind die Tiere bereits gechipt, sodass Sie sich nicht mehr darum kümmern müssen.

Einen solchen Service finden Sie bei einem privaten Anbieter in der Regel nicht.

Wenn es nur ein Hund sein soll, dann bietet sich auch das örtliche Tierheim an. Die Tierheime sind voll mit Hunden vieler Rassen und mit vielen Mischlingen aller Altersklassen. Wichtig dabei ist es, dass Sie mehrmals hingehen und sich mit dem Hund vertraut machen (ausprobieren, ob man zusammenpasst).

Beachte! Sie geben einem Hund aus einem Tierheim die Chance auf ein besseres Leben.

1.2.2. KOSTEN GRUNDAUSSTATTUNG

Egal wo der Hund herkommt, ohne ein gewisses Startzubehör kommt der Hund nicht aus. Die Grundausstattung besteht aus: Halsband, Leine, Fress- und Trinknapf, Körbchen, Decke, Bürste, Zeckenzange.

Die Kosten liegen insgesamt etwa zwischen 100 - 150 Euro. Je nach Hund und Ihren eigenen Vorstellungen können Sie natürlich auch wesentlich mehr ausgeben.

1.2.3. REGELMÄSSIGE AUSGABEN

Futterkosten

Die Größe der anfallenden Futterkosten macht sich bemerkbar durch den Unterschied in der Größe des Hundes. Ein mittelgroßer Hund *„verfrisst"* am Tage zwischen vierzig Cent und 3,50 Euro. Im Monat kann man mit etwa 60 Euro rechnen. Dies hängt ab:

- vom Futter,
- von der Packungsgröße (kleine Döschen sind im Verhältnis viel teurer als Großpackungen).
- Dosenfutter kostet mehr als Trockenfutter.
- Spezialfutter, auch Welpen Futter, ist grundsätzlich teurer.
- Wenn dem Hund etwas selbst gekocht wird, kommt man in der Regel günstiger (Kenntnisse über ausgewogene Kost notwendig).

Besuch beim Tierarzt

- Kosten für Antrittsbesuch beim Tierarzt sind abhängig von:
  - tierärztliche Betreuung im Vorfeld,
  - wie gesund der Hund ist,
  - wie alt der Hund ist,
  - wie gut und gründlich ein Tierarzt ist.
- Im Schnitt 90 bis 100 Euro aufwärts für eine gründliche Untersuchung, das Impfen und eine neue Wurmkur.
- Noch mal 30 bis 50 Euro für einen Mikrochip oder einer Tätowierung, dem „Personalausweis" des Hundes.
- Impfungen sollten regelmäßig wiederholt werden. Jährlich kostet das etwa 50 Euro.

Der Abschluss einer Krankenversicherung für Hunde ist sinnvoll. Teure Operationen und Arztkosten werden übernommen.

Hundesteuer

- Wird von den einzelnen Kommunen festgelegt. Es gibt dabei große Preisunterschiede.
- Im Schnitt - nur als Anhaltspunkt - ist mit 30 bis 150 Euro pro Jahr zu rechnen.
- In der Regel ist die Steuer für einen zweiten Hund höher.
- Eine sogenannte „Kampfhundesteuer" kann schon mal über 500 Euro liegen.
- Häufig gibt es auch Steuerbefreiung bzw. Ermäßigung (Blindenhunde, Hütehunde und andere Gebrauchshunde).

Merke! Gemeinden dürfen keine Hundesteuer erheben für Hunde, die zum gewerblichen Zwecke gehalten werden.

Tierhalterhaftpflichtversicherung

- Unumstritten sinnvoll, um nicht zu sagen unverzichtbar.
- Kosten für den Durchschnittshund im Jahr ca. 70 Euro.
- Finanzielle Absicherung, wenn der Hund in einem Unfall verwickelt ist oder sogar Verursacher war.

1.2.4. BESONDERE AUSGABEN

Was sonst noch für den Hund gebraucht wird, hängt vom Hund und seinen Bedürfnissen, aber auch von den Lebensumständen des Besitzers ab.

Die Beantwortung folgender Fragen sollten eine kleine Hilfe darstellen:
- Braucht der Hund eine besondere Fellpflege (Schur, Trimmung)?
- Geht der Hund mit in den Urlaub und wo wird der Urlaub verbracht?
- Oder wird der Hund in einer Pension untergebracht?
- Wird regelmäßig ein Hunde-Sitter benötigt?
- Ist für den Hund im Auto ein Hundegitter oder eine Transportbox notwendig?
- Soll zur besseren Verständigung mit dem Hund eine Hundeschule besucht werden?
- Was ist, wenn der Hund ernsthaft erkrankt (Operation und Behandlung können schnell mehrere Hundert Euro betragen)?
- Leckereien und das eine und andere Spielzeug für den Hund oder etwa nicht?

5.000 – 10.000 Euro
durchschnittliche Kosten berechnete Stiftung Warentest im Verlaufe eines Hundelebens.

2. HUNDEHALTUNG

Hundehaltung bedeutet, dass der Hund *„seiner Art entsprechend"* (artgemäß) zu halten ist. Das heißt:
- dass ein Hund so zu halten ist wie die *„Tierart Hund"* es erfordert und nicht wie ein Pferd oder ein Rind.
- ein Gebrauchshund muss anders gehalten werden als ein sogenannter *„Schoßhund"*, also artgerecht.

Das Tierschutzgesetzt und die Verordnung über das Halten von Hunden im Freien stecken den Rahmen für die Hundehaltung ab. Diese

Vorschriften enthalten die Rechte der Hunde. Sie dienen ihrem Schutz, stellen Mindestanforderungen dar.

Optimale Haltungsbedingungen bilden die wesentliche Grundlage
- für gesunde, einsatzbereite Hunde,
- für Hunde, an die hohe Ansprüche gestellt werden können.

Sachlicher Geltungsbereich

(§ 1 der Verordnung über das Halten von Hunden im Freien)
a. Diese Verordnung gilt für Haushunde, die im Freien gehalten werden.
b. Haltung im Freien im Sinne dieser Verordnung ist Anbindehaltung, Zwingerhaltung, Haltung auf Freianlagen, Haltung in Schuppen, Scheunen, nicht benutzt Stallungen, Lagerhallen oder ähnliche Einrichtungen.
c. ...
d. ...

2.1. ARTEN DER HUNDEHALTUNG

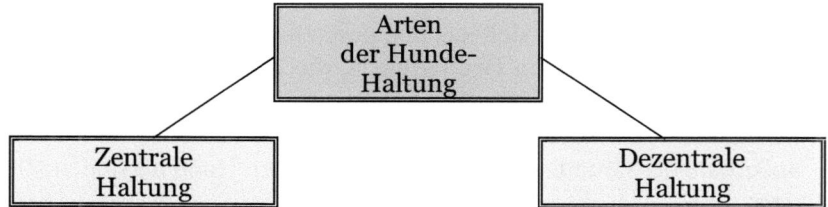

2.1.1. ZENTRALE HALTUNG

Die zentrale Haltung von Hunden findet vorwiegend Anwendung bei der Haltung von Diensthunden. Darunter ist zu verstehen die Konzentration von mehr als zwei Diensthunden in einer geschlossenen Anlage. Dabei ergeben sich folgende Anforderungen an eine Zwingeranlage (Zwinger):
- Hygienisches einwandfreies Be- und Entwässerung sowie Fäkalienbeseitigung.
- Keine Geruchs- und Geräuschbelästigungen.
- Gewährleistung von hoher Ordnung und Sicherheit.
- In jedem Zwinger ist nur ein Hund zu halten.

Die Anforderungen ergeben sich aus der
Verordnung über das Halten von Hunden im Freien
§ 4 (3. Zwingerhaltung)
VBG 68 § 13 (Hundezwinger)

2.1.2. DEZENTRALE HALTUNG

Die strukturbedingte Fütterung und Pflege eines Hundes erfolgt durch den unmittelbaren Einfluss durch den Menschen. Auch in der dezentralen Haltung ist die artgerechte Unterbringung des Hundes zu beachten und durchzusetzen.

Bei der Unterbringung in einem Zwinger setzt dies voraus, dass der Zwinger und die Hütte vor Witterungsunbilden ausreichend Schutz bieten. Zu vermeiden sind jedoch zu lange Aufenthaltszeiten im Zwinger, sie machen den Hund aggressiv. Der Zwinger ist das persönliche Revier des Hundes, hier fühlt er sich besonders stark.

Die Hunde müssen regelmäßig und ausgiebig Auslauf außerhalb des Zwingers erhalten.

2.2. DER HUNDEZWINGER

Für den Zwinger ergeben sich aus den gesetzlichen Bestimmungen und verschiedenen Vorschriften Bedingungen, die in der Regel einzuhalten sind:

* Standort des Zwingers so wählen, dass fremde Personen und Kinder außerhalb des Grundstücks keinen Kontakt zum Hund herstellen können.
* Den Ort so aussuchen, wo die Nachbarn nicht durch Hundelärm belästigt werden.
* Der Zwinger muss groß genug sein.
* 16 m² - große Rassen, bewegungsfreudige kleine Rassen.
* 12 m² - mittelgroße Rassen, nicht so temperamentvolle Rassen.
* Möglicherweise muss der Zwinger ausbaufähig sein.
* Drei Seiten des Zwingers sollten zu sein (Westseite gut abgeschirmt).
* Nur eine Seite sollte offen sein (nicht die Wetterseite - Westen).
* Grundmauer eine Tiefe von 60 cm (bei gemauerten Zwingern).
* Boden leicht abschüssig (Gefälle ca. 2 %, damit Regen aber auch Wasser beim Reinigen ablaufen kann).
* Vor jedem Zwinger nach Möglichkeit eine Lichtquelle installieren.

- Zwinger müssen trocken sein.
- Die Südseite des Zwingers muss von genügend Sonne beschienen werden.
  - Hund genügend Sonne geboten wird.
  - Wirkt der Entwicklung von Krankheitserregern entgegen.
- Schattenmöglichkeiten an heißen Tagen für den Hund schaffen.
- Kein Regenwasser in den Zwinger rinnt.
- Offene Seite des Zwingers Eisenstäbe verwenden, keinen Maschendraht.
- Überdachung.
- Fußboden aus Beton oder Platten.
- Als Abgrenzung für den Auslauf eignet sich gespannter, verzinkter Maschendraht. Die Höhe des Zaunes sollte sich der Zwei-Meter-Grenze nähern.
- Jeder Zwinger sollte Futter- und Trinknäpfe enthalten.

> Nie einen Hund frei umherlaufen lassen, außer an besonderen Orten, wo der Hund schnell unter Kontrolle ist.

2.3. DIE HUNDEHÜTTE

Zwingeranlagen und Hundehütten müssen im Zusammenhang gesehen werden und sollten im überdachten Teil des Zwingers stehen. Die Hütte ist dem jeweiligen Körpermaß des Hundes anzupassen. Sie darf nicht zu groß und nicht zu klein sein. Der Hund muss bequem darin stehen, sich umdrehen können und mit ausgestreckten Läufen darin schlafen können.

Bei der Größe der Hütte ist ebenfalls zu beachten, dass im Winter die Temperatur, die durch die Körperwärme des Hundes entsteht, diesen von Nutzen ist.

Die Hundehütte dient zum Schutz vor Feuchtigkeit, Wind und als Schlafplatz. Bauliche Anforderungen an die Hundehütten sind:

- Fußboden der Hütte befindet sich 5 cm über der Standfläche des Zwingers.
- Gut verspundetes, doppelwandiges verarbeitetes Holz nutzen, das noch in der Mitte mit einer Isolierschicht versehen werden kann.

- Flaches Pultdach. Dächer und Abdeckungen sollten aber auf alle Fälle abnehmbar oder ab klappbar sein (wird das Reinigen der Hütte sehr erleichtern).

> **Wichtig!** Hundezwinger und die darin befindliche Hundehütte sind im Sommerhalbjahr täglich zu reinigen!

2.4. AUSRÜSTUNGSGEGENSTÄNDE (GRUNDAUS-RÜSTUNG)

> **Maul- (Beiß-) Korb:** Wenn Zweifel bezüglich des Temperamentes und Verhaltens des Hundes bestehen, sollte er in der Öffentlichkeit sicherheitshalber einen Maulkorb tragen, insbesondere wenn Kleinkinder in der Nähe sind.

Zu den Ausrüstungsgegenständen gehören zwei Hundeleinen auch Führungsleinen genannt (eine kurze und eine lange). Bei Notwendigkeit eine Fährtenleine und ein Suchgeschirr.

Nach Möglichkeit zwei Halsbänder, wobei ein Halsband als Ausbildungshalsband dienen sollte.

- Einen Beißkorb.
- Eine Kenndecke.
- Ein Anbindepflock und -kette.

3. PFLEGE DES HUNDES

Zur Hundepflege gehören die Reinigung des Hundes, die Kontrolle der äußeren Körperteile und die natürlichen Körperöffnungen sowie Maßnahmen, die dem Wohlbefinden des Hundes dienen und der Erhaltung bzw. Steigerung seiner Leistungsfähigkeit. Auf die Gesundheit des Hundes hierbei zu achten ist ein zentrales Gebot der Hundehaltung.

Die Hundepflege dient nicht allein der Reinigung des Tieres, sondern vor allem der Früherkennung von Erkrankungen.

Regelmäßige Körperpflege des Hundes festigt auch die Autorität des Menschen über seinen Hund. Täglich eine Stunde Pflege ist im Normalfall für einen Hund ausreichend.

Nicht alle Hunde sind von der Pflege begeistert, aber auch ungewollte Schmerzen ausgelöst während des Pflegvorganges können dazu beitragen, dass der Hund beißt. Wenn notwendig bei jeder Pflege den Beißkorb aufsetzen und diesen zur Sicherung mit dem Riemen, dass Beißkorbes am Halsband befestigen.

3.1. METHODISCHE HINWEISE ZUR PFLEGE DES HUNDES

3.1.1. SICHTKONTROLLE

Mit der Hand gegen den Strich über das Fell streichen, Haut wird sichtbar. Dadurch können:
- Veränderungen des Haarkleides
- Kahlstellen
- äußere Verletzungen
- Hautveränderungen (Ekzeme)
- Hautparasiten

festgestellt werden. Dabei immer die Beißgefahr des Hundes im Auge behalten.

3.1.2. BADEN

Beim Baden des Hundes darf das Wasser nie zu warm sein. Unter Nutzung von spezieller Hundeseife oder -shampoos ist das Fell einzuseifen. Nach kurzer Einwirkungsdauer ist mit klarem Wasser die Seife oder das Shampoo gründlich aus dem Fell heraus zu spülen. Eine anschließende Behandlung mit nicht giftigem Ungezieferspray (Baclazol) ist angebracht.

Das Baden des Hundes ist erforderlich:
- wenn der Hund sich in einer übel riechenden Substanz gewälzt hat,
- bei der Behandlung gegen gewisse Hautparasiten,
- bei trockener oder öliger Haut.

3.1.3 HAUTMASSAGE

Mit leichtem bis starken Fingerdruck entlang dem Rücken der Schulterpartie, der Vorder- und Hinterhand in Richtung Herz massieren. Die Blutzirkulation und die Hautatmung werden dadurch gepflegt.

Beachte! Nicht in die Weichteile drücken!

3.1.4. KÄMMEN

Den Kamm beim Kämmen grundsätzlich nur in Fellrichtung führen, dabei ist zu beachten:
* das niemals mit Druck über die Wirbelsäule gekämmt wird.
* das verfilzte Fellpartien vorsichtig durchkämmt werden.
* dass die Geschlechtsorgane mit der Hand zu schützen sind.
* wenn der Hund Unterwolle gebildet hat, keine engen Zahnreihen benutzen.

3.1.5. STRIEGELN

Das Striegeln erfolgt erst gegen und später mit der Fellrichtung. Nach jedem Striegelzug ist der Striegel auf einer harten Unterlage abzuklopfen, um ihn von Haaren abgestoßenen Hautresten, Staub und Sandpartikeln zu reinigen.

3.1.6. BÜRSTEN

Beim Bürsten sollen vorrangig die beim Striegeln und Kämmen aufgelockerten, abgestoßenen Haare, Schuppen usw. entfernt werden. Es ist gegen den Fellstrich und anschließend in Fellrichtung zu bürsten, dabei ist zu beachten:

„Putzabfälle" wie Haare, Schmutz, Staub, abgestoßene Hautreste sind hygienisch zu entfernen und vorschriftsmäßig zu entsorgen!

---

* dass in der Nähe der Geschlechtsorgane und an den Brustwarzen vorsichtig gebürstet wird.

- dass die Bürste mehrmals über einen Striegel gezogen wird, um sie zu reinigen.

3.2. FELLPFLEGE

- Die meisten Hunde wechseln ihr Fell entweder ständig oder in zwei jahreszeitlichen Schüben. Hier macht es sich erforderlich:
  - Regelmäßig das Fell zu bürsten, um die toten Haare und den Schmutz zu entfernen.
  - Nach Parasiten, wie Flöhe und Zecken sowie nach geröteten Stellen oder Haarerkrankungen Ausschau zu halten.
  - Zum Schluss die Schwanzhaare und die befederten Teile der Beine zu kämmen.
- Junge Hunde sind mindestens zweimal täglich gut durchzukämmen und zu bürsten.
- Einige Hunderassen (z.B. Pudel) wachsen die Haare immer wieder, sie müssen durch regelmäßiges Scheren in Form gehalten werden.
- Große Hunde haben ein glattes, manchmal dickes Fell, dessen Haare wie Nadeln sind und sich beim Liegen an Druckstellen, z.B. an Ellbogen und Ferse, durch die Haut bohren können. Diese empfindlichen Stellen sollten mit einem Haar-Conditionerer behandelt werden, um das Haar weicher zu machen und Hautschäden zu vermeiden.

3.3. REINIGUNG DES GESICHTES

- Die Augenpartien werden ab und zu mit etwas lauwarmen Wasser (Watte befeuchten) gereinigt. Bei Anzeichen einer Entzündung und bei Ausfluss (Vereiterung - kann Zeichen von Staube sein) sollte der Tierarzt befragt werden.

Normalzustand: Augen sollten klar sein und keinen Ausfluss aufweisen.

Normalzustand: Die Ohren sollten frei von Wachs und Schmutz sein!

- Das Ohrinnere behutsam mit etwas feuchte Watte reinigen, dabei mit einer Hand das Ohr hochhalten. Nicht zu tief in den Gehörgang eindringen. Für jedes Ohr frische Watte benutzen.
- Die Gesichtsfalten müssen regelmäßig mit feuchter Watte gereinigt werden. Dies beseitigt Schmutz, abgestorbene Haut und eine Ansammlung von Bakterien (Reizungen und Entzündungen können in den Falten entstehen).

3.4. ZÄHNE BÜRSTEN

- Vergewissern, durch wöchentliche Kontrolle, dass das Zahnfleisch nicht entzündet ist und dass sich auf den Zähnen kein Zahnstein ablagert. Zahnbelag kann zu Zahnfleischentzündungen und Zahnausfall führen.

Zahnstein, der sich angesetzt hat, muss von Zeit zu Zeit entfernt werden!

- Behutsam die Zähne des Hundes mit einer weichen Bürste und mit Salzwasser oder Spezial-Hundezahnpasta (beim Tierarzt erhältlich - nie Zahnpasta für Menschen verwenden) bürsten.

Forderung: Die Zähne und das Zahnfleisch des Hundes sollten
keinerlei Anzeichen einer Infektion aufweisen!

- Zähne putzen ist beim Hund genauso wichtig wie beim Menschen. Der Hund gewöhnt sich daran, wenn diese konsequent ausgeübt wird.

3.5. KRALLENPFLEGE

> Vorsicht! Der rosarote Teil im Inneren der Krallen enthalten Blutgefäße und Nerven. Es ist darauf zu achten, diesen Teil beim Krallen schneiten nicht zu verletzen. Wenn nicht bekannt ist, wie kurz die Krallen geschnitten werden dürfen, sich dieses vom Tierarzt zeigen zu lassen.

- Pfoten müssen regelmäßig nach Schmutz- und Fremdkörper untersucht werden.
- Jede Pfote spreizen und die Haut zwischen den Zehen untersuchen. Entfernen der Schmutzpartikel mit feuchter Watte oder lauwarmen Seifenwasser.
- Die Spitzen der Krallen sorgfältig zurück schneiten. Zum Schluss können die Krallen mit einer Nagelfeile bearbeitet werden.

3.6. PFLEGE DER KÖRPERÖFFNUNGEN

- Die Augenwinkel, der After und die Genitalien sind regelmäßig zu kontrollieren und zu reinigen:
  - verklebter After - ein Zeichen für Durchfall.
  - blutiger oder eitriger Ausfluss aus der Scheide - Läufigkeit oder Pyometra (Gebärmuttervereiterung).
- Die Reinigung sollte mit einem Schwämmchen oder Leinenläppchen bzw. Zellstoff erfolgen, die
  - getränkt oder angefeuchtet,
  - gut gereinigt,
  - desinfiziert sind.
- Analbeutel (After) sollten nur vom Tierarzt ausgedrückt werden.

3.7. ZEITEN FÜR DIE PFLEGE UND ROUTINEUNTERSUCHUNGEN DES HUNDES

- wöchentlich
  - Pflege der Ohren, Augen und Zähne des Hundes
  - Krallenpflege
- zweimal wöchentlich
  - Fellpflege

- alle drei Monate
  - entwurmen des Hundes (Junge Hunde sind bereits mit 6 - 8 Wochen einer Wurmkur zu unterziehen).
- einmal jährlich
  - Untersuchung durch den Tierarzt.
  - Einhaltung des Impfkalenders.

4. RICHTIGE ERNÄHRUNG DES HUNDES

Unter optimaler Fütterung des Hundes versteht man, dass das Futter alle notwendigen Energieträger (Eiweiß, Kohlenhydrate, Fette), Mineralstoffe und Vitamine, die für die Aufrechterhaltung und Steigerung der Körperfunktion benötigt werden, enthält.

Der Hund ist weder ein *„Müllschlucker"* noch ein *„Resteverwerter"*. Er braucht Energie, um die in ihm gesetzten Erwartungen erfüllen zu können.

> Beachte: *„Wer zu viel isst, wird dick!"* oder *„Wer falsch isst, wird krank!"*

Die Energieumwandlung erfolgt durch einen Verbrennungsprozess im Inneren des Tierkörpers. Überschüssige Energie wird in fett verwandelt und gespeichert.

Nährstoffe		
Proteine	essentielle Fettsäure	Kohlenhydrate
sind für das Wachstum, die Zellregenerierung und den Stoffwechsel.	verleihen dem Fell einen schönen Glanz.	liefern die nötigen Ballaststoffe und fördern die regelmäßige Verdauung.

Nahrhaftes, ausgewogenes Futter verleiht dem Hund starke Knochen, eine gute Muskulatur und ein glänzendes Fell.

Aufgabenwahrnehmung erfordert gesunde und leistungsfähige Hunde, die sich wohlfühlen.

4.1. Bestandteile der Hundenahrung

4.1.1. Eiweisse (Rohprotein)

- wird zur Muskel- und Gewebebildung benötigt.
- Ausreichende Eiweißnahrung macht den Hund aktiv.
- Eiweißmangel macht den Hund kraftlos.

4.1.2. Kohlenhydrate

- gehören zu den sogenannten Ballaststoffen.
- Zuviel Kohlenhydrate machen die Hunde dick.

4.1.3. Fette

- sind lebensnotwendige Fettsäuren (z.B. Jononen).
- Mithilfe von Fetten werden festlösliche Vitamine aufgeschlossen.
- Arbeitende Hunde und solche, die im Freien gehalten werden brauchen mehr Fett.

4.1.4. Vitamine

- beeinflussen und steuern die Stoffwechselvorgänge im Körper des Hundes.
- Vitaminmangel kann zu lebensbedrohenden Erkrankungen führen.

4.2. Arten des Hundefutters

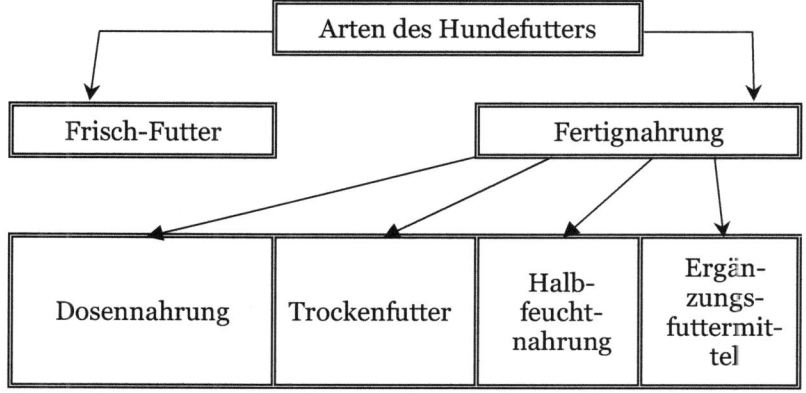

67

Dem Hund ist die Nahrung zu geben, die seiner natürlichen Abstammung, Lebens- und Verhaltensweisen am nächsten kommt.

Das heißt:

- die Hunde sind keine reinen Fleischfresser.
- ähnlich wie der Mensch ist er auf ausgewogene und richtig zusammengestellte Nahrung angewiesen, die ihm gesund und munter hält.

4.2.1. FORDERUNGEN AN DAS HUNDEFUTTER

Faustregel: Die Nahrung des erwachsenen Hundes soll zur Hälfte aus Eiweiß, zu ca. 60 % aus Kohlenhydraten und zu ca. 10 % aus Fett sowie aus Vitaminen und Mineralstoffe bestehen.

- Bezogen auf die Größe und die Körpermasse sowie die Beanspruchung des Hundes muss das Futter einen ausreichenden Gehalt an Energie haben.
- Kohlenhydrate, Energie, Fette, Mineralstoffe und Vitamine müssen in einem richtigen Verhältnis zu jeder Futterration enthalten sein.
- Das Vollfutter muss raumsparend sein und dem Hund zu jeder Jahreszeit ohne Nachteile gereicht werden können, unter Beachtung der futterhygienischen Aspekte.
- Eventuelle Verpackung des Futters muss gegenüber äußeren Einwirkungen weitgehend unempfindlich sein.

4.2.2. FRISCHFUTTER

Rohes, frisches Fleisch und guter Pansen, ergänzt durch Vollkornhundekuchen ist mit Sicherheit die natürlichste Nahrung für ein fleischfressendes Tier wie den Hund. Es müssen jedoch Vitaminergänzungen und Knochenmehl in die Fütterung einbezogen werden, um für gesunde Knochen und Zähne zu sorgen.

Forderungen, die an das Frischfutter gestellt werden sollten, sind:

- Fleisch soll immer sehr frisch sein.
- Fleisch, wenn gekocht, dann nur kurz kochen (um nicht die Nährstoffe durch den Kochprozess zu zerstören).

- Möglichst mageres Fleisch, nicht zu viel Fett (eine bestimmte Fettmenge ist jedoch erwünscht).
- Muss alle Nährstoffe enthalten, die für die Gesundheit des Hundes notwendig sind (Mischung).
- Der Hund ist kein reiner Fleischfresser, und er kann nicht ausschließlich von Fleisch leben.

Grundregel: Eine ausgewogene menschliche Ernährung ist auch dem Hund zuträglich!

- Eine Mischung aus Fleisch und Gemüse enthält praktisch alles, was für eine nahrhafte und ausgewogene Ernährung nötig ist.

Zum Frischfutter gehören:

• Hackfleisch	ist einer der wichtigsten Kalorienlieferanten.
• Teigwaren	gute Quelle von Kohlenhydraten (müssen wegen ihrer Geschmacksarmut gewürzt werden).
• Herz	besitzt zweimal so viel Kalorien wie andere Innereien (nicht zu viel davon verfüttern).
• Leber	enthält viel Phosphor, aber wenig Kalzium. Es ist reich an Vitaminen A und B_1.
• Geflügel	ist leicht verdaulich und weniger kalorienhaltig als andere Fleischarten.
• Fisch	ist eine Spezialität für empfindliche Mägen (sorgfältig entgräten, bevor er verfüttert wird).
• Reis	gekochter Reis ist leicht verdaulich (Mit Geflügelfleisch eignet er sich gut für einen genesenden Hund).
• Rührei	leicht verdaulich und nahrhaft (für Welpen und genesende Hunde geeignet).
• Rohes Gemüse und Obst	Gute Quelle für zusätzliche Vitamine (z.B. Karotten, Kohl, Äpfel).

- Knochen   Das Benagen von Knochen ist gut für das Zahnfleisch und die Kiefermuskeln, aber es kann auch zur Beschädigung der Zähne und des Rachens führen.

> Warnung: Verfüttern von rohem Schweinefleisch ist absolut verboten. Schweinefleisch muss gekocht sein (Ansteckungsgefahr für Aujetzkysche Krankheit - Pseudowut)!

4.2.3 FERTIGNAHRUNG

Fertignahrung kann ohne Bedenken dem Hund ein Leben lang gefüttert werden. Sie enthält alle lebensnotwendigen Stoffe, ausgewogen im richtigen Verhältnis und in der richtigen Zusammensetzung.

- Dosenfutter: Fleischhaltiges und proteinreiches Dosenfutter wird üblicherweise zwecks besserer Ausgewogenheit mit Hundeflocken vermischt.
- Vollwertiges Halbfeuchtfutter: Mehr als dreimal kalorienreicher als Dosenfutter (nicht für zuckerkranke Hunde).
- Hundebiskuits: Enthalten viel Fett und Kohlenhydrate.
- Kauknochen: gut für die Zahn- und Zahnfleischpflege. Sie enthalten wenig Kalorien.

> Dosenfutter oder Halbfeuchtfutter ist immer eine geringe Flüssigkeitsmenge dazu zugeben.

- Leckerbissen: (zur Belohnung des Hundes während der Hundeerziehung).
  - Leberringe
  - Kaninchenkroketten
  - Rindsknochen
  - Geflügelstreifen
  - weiche Rindsleckerbissen
  - schmackhafte Ringe

> Zuviel Leckerbissen und zu wenig Bewegung können eine Ge-
> wichtszunahme des Hundes bewirken.

4.3. TÄGLICHER WASSERBEDARF DES HUNDES

Der Hund ist ebenso abhängig vom Wasser wie der Mensch, und er kann
an irreparabler Körperaustrocknung und Schäden leiden, wenn er über
48 Stunden kein Wasser trinken kann. Obwohl Dosenfutter zu drei Vier-
tel flüssig ist, genügt es nicht, um den Wasserbedarf des Hundes zu decken.

Täglicher Wasserbedarf = 1,5 Liter am Tag!

Dies bedeutet für den Hundehalter Mensch:
- Frisches, sauberes Wasser ständig in ausreichendem Maße zur Verfü-
  gung stellen (heißen Tagen öfters erneuern).
- Täglich den Wasserbedarf des Hundes auf eine bestimmte Höhe auf-
  füllen.
- Abgehetzte Hunde nur eine begrenzte Menge Wasser anbieten.
- Bei Ausbildung sowie erhöhter Außentemperatur steigt der Wasser-
  bedarf um das 4 - 5fache.
- Trinkt ein Hund plötzlich nicht mehr, Tierarzt aufsuchen, da es ein
  Krankheitszeichen sein kann.

4.4. RICHTIGE FÜTTERUNG

Zwischen der Fütterung des jungen und des erwachsenen Hundes muss
ebenso unterschieden werden wie zwischen Leistungs- und Erhaltungs-
fütterung.

Grundsätzlich gilt aber:
- Abwechslung in der Nahrung muss nicht unbedingt sein, wird aber
  von Hunden begrüßt.
- Die Nahrung sollte nicht zu heiß und nicht zu kalt sein. Während Welpen und junge Hunde ihr Futter auf Körpertemperatur vorgesetzt bekommen, ausgenommen rohes Fleisch, kann es dem erwachsenen

Hund ungewärmt, aber nicht zu kalt - oder gar aus dem Kühlschrank genommen - gereicht werden. Sie sollte Zimmertemperatur haben.

- Der Futterbedarf ist bei den einzelnen Hunden individuell verschieden. Es gibt gute und schlechte Futterverwerter. Eine einmalige tägliche Fütterung des erwachsenen Hundes ist in der Regel ausreichend.
- Ein Fastentag in der Woche kann, muss aber nicht sein. Er ist nur bei erwachsenen Hunden angebracht, dort:
  - wo der Hungertag den Organismus entlastet,
  - wo starke körperliche Beanspruchung fehlt.
- wo es sich um sogenannte schlechte Fresser handelt.
- Arbeitende Hunde sollten regelmäßig ihre Nahrung bekommen. Ist der Hund zu dick, ist es besser, mit reduzierter Futtermenge das Gewicht zu regulieren, als durch Fastentage.
- Wird dem Hund das Futter vorgesetzt, soll er es ungestört zu sich nehmen können. Ein gesunder Hund ist im Allgemeinen ein schneller Fresser. Hat er die ihm vorgesetzte Futtermenge innerhalb von 30 bis 45 Minuten nicht verzehrt, ist ihm die Futterschüssel wegzunehmen (Ausnahme: der immer zaghaft fressende oder kranke Hund). Reste bleiben nicht im Napf.
- Die richtigen Umweltverhältnisse schaffen.

<u>Beachte:</u> Hunde sollten immer hungrig auf seinen Napf stürzen. Auf keinen Fall den Hund durch Streicheln oder durch streitig machen des Futters zum Essen animieren.

- Fleisch, Innereien, Schlachtnebenprodukte und Knochen dürfen niemals roh, sondern nur im angekochten Zustand verfüttert werden, um zu verhindern, dass die Hunde an der durch Viren übertragenen, tödlich verlaufenden Aujetzkyschen Krankheit erkranken.
- Verdorbenes Fleisch darf niemals verfüttert werden - auch nicht im gekochten Zustand. Durch Abkochen wird verdorbenes Fleisch nicht besser, denn es werden hierdurch lediglich Keime abgetötet, jedoch nicht die Toxine (Gifte).
- Ein bis zwei Mal in der Woche sind dem Hund Knochen (Kalbsknochen) zu reichen. Sie sollten nicht zur Ernährung des Hundes dienen, sondern nur zur Gesunderhaltung / Säuberung ihres Gebisses und zur

Kräftigung ihrer Kaumuskeln. Infrage kommen nur weiche (jugendliche) Knochen.

> <u>Merke:</u> Knochen dürfen nur im abgekochten Zustand gereicht werden. Sie können sonst Schlund Verletzungen und Darmverletzungen (Perforationen durch Knochensplitter) verursachen. Bei älteren Hunden und bei häufiger Knochenfütterung kann es zu Darmverstopfungen kommen.

- Dem Hund nie splitternde Knochen, wie Geflügelknochen geben.
- Dem Hund nie Katzenfutter verfüttern, der Eiweißgehalt ist zu hoch.
- Der Hund ist nach beendeter Arbeit zu füttern. Es ist zwar wünschenswert, ihn immer zur gleichen Zeit zu füttern, dass sich der Organismus des Hundes darauf einstellen kann, jedoch ist dies bei arbeitenden Hunden selten möglich.
- Nach der Fütterung hat Ruhe (drei bis vier Stunden) zu herrschen. Es wird weder gespielt, noch spazieren gegangen, noch gearbeitet. Wegen der Gefahr der Magendrehung ist dem Aufrichten des Hundes (z.B. im Zwinger) entgegenzuwirken.
- 30 Minuten nach der Futtereinnahme durch den Hund - Kontrolle des Wohlbefindens.
- Wasser- und Futterschüsseln sind nach Gebrauch gut zu reinigen. Verschmutzte begünstigen einerseits Verdauungsstörungen und Infektionen durch die Keimanreicherung, andererseits die Einschleppung von Parasiten.
- Fällt Rest- oder verdorbenes Futter in geringen Mengen oder selten an, so sollte er wie Fäkalien unschädlich beseitigt werden.
- Wenn der Hund, während der letzten 24 Stunden das Futter verweigert hat, besteht die Notwendigkeit sich an einen Tierarzt zu wenden (der Hund könnte krank sein).
- Überwachung des Körpergewichtes des Hundes (Vorsicht vor Verfettung des Hundes).

4.5. FUTTERSCHÄDEN

- Fütterung von verdorbenem Futter
  - schwere gesundheitliche Störungen (Magen-Darm-Kanal).

- mangelnde Einsatzbereitschaft.
- Gefrorenes Futter
  - Es wird zu viel Energie zum Aufschluss benötigt.
  - Erhöhte Infektionsbereitschaft.
  - Wässrigen bis blutigen Durchfall.
- zu heißes Futter
  - Schleimhautschäden im Bereich des Fanges, der Speiseröhre und eventuell des Magens.
  - Hund magert sehr schnell ab.
  - Anfällig für Infektionskrankheiten.
- verschimmeltes Futter
  - heftige Durchfälle.
- versalzenes Futter
  - erbrechen.
  - großer Durst.
  - dauernde Schäden der Leber.
  - dauernde Schäden der harntreibenden und harnableitenden Organe.

4.6. Futtermengen für einen Hund

Die Futtermenge für einen Hund ist abhängig von der Größe der Rasse, dem Alter des Hundes und der Belastung des Hundes.

Den Hund pro Tag nur einmal zu füttern trifft nicht zu bei Hunden, die gefährdet sind, eine Magendrehung zu bekommen (z.B. große lang gestreckte Hunde).

Alter des Hundes	Anzahl der Mahlzeiten pro Tag
acht bis sechzehn Wochen alte Welpen	4
vier bis sechs Monate alte Welpen	3
½ bis 1 Jahr (kann auch bis 1½ Jahre sein)	2 (früh und abends)
nach einem Jahr	1

4.7. Lagerung des Futters

- Trockenfutter
  - Lager muss trocken, gut belüftet und gut desinfiziert sein.
  - Gefüllte Futtermittelsäcke sind aufrecht stehend zu stapeln.
- Nassfutter
  - Futterkonserven sind ebenso wie Frischfleisch bei möglichst 4 Grad Celsius zu lagern.

Schlechte Lagerung von Hundefutter! Insekten, Larven oder andere Futterschädlinge können das Futter unbrauchbar machen. Derartig verändertes Futter ist gesundheitsgefährdend, da die Stoffwechselprozesse der Futterschädlinge zu Verdauungs- und Vergiftungserscheinungen bei Hunden führen können.

5. Pflege älterer Hund

5.1. Altersanzeichen eines Hundes

Die Altersbestimmung eines Hundes ist stets schwierig, insbesondere weil sich die einzelnen Hunderassen deutlich voneinander unterscheiden. Im Allgemeinen haben die kleinen Hunde die größte Lebenserwartung, während diese bei großen Hunden relativ kurz ist.

Ob der Hund ins Seniorenalter eintritt, lässt sich am einfachsten an seinem Verhalten und Aussehen beobachten. Wenn irgendwann die Altersanzeichen am Hund festgestellt werden, heißt dies noch lange nicht, dass er mit Samthandschuhen angefasst werden muss und man sich Sorgen macht. Es ist lediglich erforderlich, die Routine im Umgang mit dem Hund anzupassen und ein paar Vorsichtsmaßnahmen zu treffen.

ALTERSANZEICHEN

- Energieniveau beginnt zu sinken.
- Der Eindruck entsteht, dass der Hund steifere Gelenke hat.
- Das Aufstehen schwerfällt, nach dem er sich gelegt hat oder von einem langen Spaziergang zurückkommt.
- Dickere, weniger geschmeidige Haut.
- Raueres und dünneres Fell mit Kahlstellen oder weißen Haaren.
- Zahn- und Zahnfleischbeschwerden.

- Entstehung von Warzen, fettige Klumpen oder gar Tumore.
- Übermäßiger Durst.
- Häufiges und unkontrolliertes Urinieren.
- Verwirrung oder Unvermögen, die gewohnte Umgebung wieder zu erkennen.
- Geringerer Appetit.
- Depressionen.
- Ungehorsam und gelegentlich zerstörerisches Verhalten.
- Bläulicher Schleier über den Augen (Ist normal und beeinträchtigt nicht das Sehvermögen).
- Der Hund schläft am Tag mehr, nachts hingegen weniger.
- Manche Hunde schleichen nachts wegen wunder Gelenke, Altersschwäche oder sogar *„Einsamkeit"* nachts durchs Haus.
- Gewichtszuwachs.

5.2. UMGANG MIT EINEM ÄLTEREN HUND

MEDIZINISCHE VERSORGUNG
- Regelmäßige Kontrolle.
- Zusätzlich zu den jährlichen Impfungen und Untersuchungen den Tierarzt auf spezielle Altersscreenings ansprechen.
- Buchführung über jegliche Warnzeichen und diese den Tierarzt mitteilen.

AUSREICHENDE BEWEGUNG
- Regelmäßige Bewegung ist sehr wichtig (gutes Mittel gegen Fettleibigkeit und Arthritis).
- Bei Erkrankung an Arthritis ein Bewegungsprogramm für den Hund mit dem Tierarzt erarbeiten.

TÄGLICHE ROUTINE
- konsequente tägliche Routine für
    - die physische Gesundheit,
    - die mentale Gesundheit,
    - emotionale Gesundheit.
- sorgen für ein gutes Wohlbefinden des Hundes sowie beruhigende Rahmenbedingungen.

GESUNDE HAUT UND EIN GESUNDES FELL
- Jede Woche eine zusätzliche Pflegesitzung.
- Den älteren Hund regelmäßig baden.

GESUNDE ZÄHNE UND EIN GESUNDES ZAHNFLEISCH
- Verstärkte Zahnpflege durch den Tierarzt.
- Regelmäßige Besuche bei einem professionellen Tierpfleger.
- Persönliche regelmäßige Kontrolle der Zähne und des Zahnfleisches des Hundes zu Hause.

EMOTIONALE UNTERSTÜTZUNG
- Auf die Veränderungen des Hundes, auch psychologischer Art, einfühlsam und verständnisvoll reagieren.
- Bei der täglichen Pflege mehr Geduld aufbringen.
- Liebevolle Fürsorge maßgeblich Einfluss auf die Lebensqualität des alternden Hundes.

ERNÄHRUNG BEI ÄLTEREN HUNDEN
- Veränderte Nahrungsbedürfnisse des Hundes beachten.
- Ältere Hunde sind weniger aktiv und haben einen langsameren Stoffwechsel.
- Es werden weniger Kalorien benötigt.
- Hochwertige und leicht verdauliche Proteine werden wichtiger denn je.
- Wichtige Mineralstoffe unterstützen alternde Gelenke, während Vitamine im Verbund mit Protein bei der Bekämpfung von Infektionen helfen.
- Fertignahrung für ältere Hunde nutzen.
- Täglich den Hund ein bis zwei Mal füttern.
- Mehrere kleinere Mahlzeiten anstelle einiger weniger größere Mahlzeiten verdaut der Hund leichter.

6. HUNDE UND JAHRESZEITEN

Ebenso wie wir Menschen je nach Jahreszeiten unterschiedliche Vorkehrungen treffen, sollten wir uns auch der Bedürfnisse unseres Hundes bei kälteren oder wärmeren Witterungsbedingungen bewusst sein.

6.1. BEI KALTEM WETTER

WOHLGENÄHRTE HUNDE
- Im Freien gehaltene Hunde benötigen normalerweise mehr Nahrung.
- Mehrmals täglich mit frischem Wasser versorgen.
- Elektrisch beheizte Wassernäpfe nutzen (ersetzt nicht die regelmäßige Kontrolle).

IM FREIEN AUFGESTELLTE HUNDEHÜTTE
- sollte isoliert und erhöht stehen,
- vor Windeinflüssen geschützt
- und wasserdicht sein.

Beachte! Die Hundehütte sollte klein genug sein, um die Körperwärme des Hundes erhalten zu können.

HUNDE, DIE ÜBERWIEGEND DRINNEN LEBEN

- brauchen bei guter körperlicher Verfassung weniger Nahrung.
- Schützende Wärme einer Hundejacke, wenn es nach draußen geht, brauchen:
  - Hunde mit kurzem Fell
  - ältere Hunde,
  - Hunde mit Gesundheitsproblemen.

BEI DER RÜCKKEHR AUS DER KÄLTE
- Den zwischen den Pfotenballen verdichteten Schnee entfernen.
- Pfoten gut abreiben.
- Streusalz und ähnliche auf der Straße oder Gehwege ausgestreute Mittel entfernen (Können zu Irritationen an den Pfoten führen und Blutungen hervorrufen).

VORSICHT VOR FROSTSCHUTZMITTEL
- Frostschutzmittel aufgrund des süßlichen Geschmacks attraktiv für den Hund.
- Der Hund leckt es gern auf.

> <u>Wichtig!</u> Frostschutzmittel ist hochgiftig, bewahren Sie es deshalb
> an einem für den Hund unzugänglichen Ort auf.

- Bei Kontakt mit der Flüssigkeit sofort den Tierarzt aufsuchen.

VERDACHT AUF ERFRIERUNGEN
- Das gefrorene Gewebe nicht reiben (zusätzliche Verletzungen können entstehen).
- Direkt an den Tierarzt wenden.

6.2. BEI WARMEN WETTER

STEIGENDE TEMPERATUREN
- Anfälligkeit für Hitzestaus steigen.
- Für eine bequeme Umgebung sorgen.
- Ausreichendes kühles und frisches Wasser bereitstellen.
- Den Hund nicht zu viel Bewegung zumuten.
- Bewegung des Hundes möglichst früh am Morgen noch vor dem Sonnenaufgang oder spät abends nach dem Sonnenuntergang.

AUF REISEN
- Wasser und Handtuch mit nehmen (mit nassem Handtuch lässt sich der Hund wirksam kühlen).
- Hunde niemals im Auto zurücklassen (Aufheizung des Innenraumes durch die Sonnenstrahlen).

> <u>Wichtig!</u>
> Lassen Sie Ihren Hund NIEMALS alleine im Auto - es besteht
> Lebensgefahr.

SONNENBRAND
- Entsteht an freiliegenden bzw. ungeschützten Stellen (wie Nase und Ohren).
- Hunde mit kurz geschnittenem Fell besonders anfällig für Sonnenbrand und Hitzestress.

- Symptome
  - starrer oder ängstlicher Gesichtsausdruck,
  - das Nichtbefolgen von Kommandos,
  - warme und / oder trockene Haut,
  - extrem hohe Temperatur,
  - Dehydrierung,
  - schneller Herzschlag,
  - Kollaps.

Wichtig!
Bei jeglicher Form von Hitzestress ist zur Eindämmung
möglicher Komplikationen eine tierärztliche Behandlung
notwendig.

- Hundewelpen und Hunde im hohen Alter sind für Hitzschlag anfälliger.
- Trifft auch zu für Hunde, die aus Umgebungen mit kühlerem Klima kommen.
- Herzkreislaufprobleme bzw. Probleme mit dem Atemsystem erhöhen das Risiko für einen Hitzschlag.

7. EINSCHLÄFERUNG EINES HUNDES

Diese Situation kann immer wieder auftreten und bringt bei der Beschäftigung mit diesem Gedanken sehr unangenehme Gefühle und Traurigkeit mit sich. Auch wenn es herzzerreißend sein sollte, müssen wir uns mit den Empfindungen vertraut machen, die entstehen, wenn es notwendig sein sollte, den Hund einschläfern zu lassen.

- Verschlechterung der Lebensqualität des Hundes.
- Nicht behandelbare Verletzung oder Krankheit.
- Sehr ernstes oder gefährliches Verhalten des Hundes.

Die Entscheidung, einen Hund einschläfern zu lassen, ist immer schwer und im hohen Maße persönlich. Man sollte dabei alle Optionen überdenken und mit

- der Familie,
- Freunden und
- dem Tierarzt

sprechen und beraten.

Die Entscheidung muss aber immer der Besitzer des Hundes selbst treffen. Dabei sollte immer im Vordergrund stehen, nicht was für Sie das Wichtigste ist, sondern was für dem Hund das Richtige ist.

Sollte das Schlimmste eintreten, dann sollten Sie wissen:

- Die Prozedur selbst ist schnell.
- Sie ist völlig schmerzfrei.
- Der Hund erhält vom Tierarzt eine bestimmte Überdosis Betäubungsmittel.
- Der Hund fällt in einen tiefen Schlaf, aus dem er nicht mehr erwacht.

Das von uns gehen des Hundes durch einen natürlichen Tod oder durch das Einschläfern bringt eine völlig normale Trauer mit sich. Es ist ein Familienmitglied von uns gegangen, was unsere Hunde zweifellos sind.

Vergessen Sie nicht, dass Sie dem Hund durch das Einschläfern eine letzte gute Tat erwiesen haben, was dem Hund einen sanften und würdevollen Tod erlaubte.

8. GESUNDHEITSFÖRDERNDE EINHEIT VON MENSCH UND HUND

Mit dem Hund gemeinsam spazieren zu gehen, bietet dem Menschen die Möglichkeit mit dem Tier gemeinsam eine abwechslungsreiche Zeit zu verbringen und die Beziehungen zueinander zu festigen.

Was bringt das für den Hund

- Hilfe bei der Gewichtskontrolle.
- Aufbau von Energie.
- Erhaltung eines kräftigen Herz-Kreislauf- und Immunsystems.

Und was hat der Mensch davon

- Die Bewegungseinheiten für den Hund sind genauso vorteilhaft wie für den Menschen.

Wichtig ist dabei, dass die gemeinsamen Spaziergänge nicht zur langweiligen Routine werden. Sie müssen Spaß machen und Abwechslung bringen. Dabei muss es nicht immer ein langer und zeitraubender Spaziergang werden. Von Vorteil ist es immer, wenn die unterschiedlichsten Spiele in den Spaziergang eingebaut werden.

> Den Hund fit zu halten, muss keine langweilige Routine sein.

Rassenspezifische Bedürfnisse

- Hunderassen, die häufigeren und intensiveren Auslauf benötigen.
- Hunderassen, die ihre Lieblingsbeschäftigung genetisch geerbt haben.
  - Terrier graben gerne.
  - Jagd- und Windhunde bevorzugen explosive, energetische Spiele aufgrund ihres ausgeprägten Jagd- und Spürsinns.

Sachte anfangen

- Mit kurzer Aktivitätsdauer und langsamen Tempo beginnen.
- Zu Beginn weichen Untergrund wie Gras oder Sand bevorzugen (bis die Pfotenballen rauer werden).
- Allmählich Zeit, Tempo und Strecke steigern.
- Hund möglichst angeleint lassen (bessere Kontrolle über den Hund).
- Bei Hunden mit medizinischen Problemen mithilfe des Tierarztes ein geeignetes Bewegungsprogramm erarbeiten.

Mahlzeiten

- Bewegungen mit dem Hund vor oder direkt nach einer Mahlzeit vermeiden.

- Ein voller Magen kann Verdauungsstörungen hervorrufen.
- Dies gilt auch für das Geben von Wasser. Direkt davor oder danach ist es nicht gut.

Bei jedem Wetter

- Regelmäßiger Auslauf, und zwar bei jedem Wetter ist angebracht.
- Bei heißem bzw. kaltem Wetter ist besondere Aufmerksamkeit gefragt.
  - Hunde können sich im Winter, wie Menschen Erfrierungen zu ziehen.
  - Nach Spaziergängen im Schnee Pfotenballen abreiben.
  - Ablagerungen von Eis und Salz entfernen.
  - Im Sommer muss man sich Gedanken zum Sonnenbrand und Hitzschlag machen.
  - Beim Laufen auf heißem Asphalt kann der Hund sich Verletzungen an den Pfoten zuziehen.

<u>Bedenken Sie immer!</u>
Ihr Hund verbringt wahnsinnig gerne Zeit mit Ihnen. Gestalten Sie diese gemeinsame Zeit also so interessant wie möglich.

---

9. FRAGEN DES UMWELTSCHUTZES

In den letzten Jahren hat der Umweltschutz im Bewusstsein der Gesellschaft und des Einzelnen in einem bisher nicht gekannten Ausmaß an Bedeutung gewonnen.

In erster Linie wird von der Öffentlichkeit in diesem Problemfeld der industrielle Umweltschutz gesehen, weniger die dem einzelnen Bürger obliegende Pflicht zum alltäglichen Umweltschutz im privaten Bereich.

Der Umweltschutz ist jedoch nur wirksam möglich, wenn alle Menschen den Sinn, die Bedeutung und vor allem die Notwendigkeit des Umweltschutzes erkennen, befürworten und selbst tatkräftig unterstützen.

Der Umweltschutz bezieht sich hauptsächlich auf das
- Reinhalten der Luft
- Reinhalten des Wassers
- Reinhalten des Erdbodens
- Vermeidung übermäßigen Lärms

- Vermeidung zu entsorgende Abfälle
- Wiederverwertung von Werkstoffen (Recycling).

Die Gesetzgeber in Bund und Länder haben auf diesem Gebiet eine Vielzahl von Vorschriften erlassen.

9.1. RECHT DES UMWELTSCHUTZES

Umweltschutz umfasst alle Maßnahmen, die dazu beitragen, dass die natürliche Umwelt der Menschen erhalten bleibt, dass Boden, Luft, Wasser, Pflanzen und Tiere geschützt werden.

Seit 1994 ist der Umweltschutz als Staatsziel im deutschen Grundgesetz festgelegt.

Ohne den Schutz bestimmter Umweltfaktoren würden die bereits jetzt gefährdeten Lebensgrundlagen (Luft, Wasser, Boden) weiterhin stark in Mitleidenschaft gezogen.

Dass Recht des Umweltschutzes bezweckt, diese Lebensgrundlage zu erhalten und möglichst zu verbessern.

Außerdem wird angestrebt, die menschliche Gesundheit sowie kulturelle und wirtschaftliche Werte vor schädlichen Einflüssen wie z.B. Giften, Lärm, krebserregenden chemischen Stoffen und die Natur insgesamt zu schützen, wobei insbesondere Tiere und Pflanzen vor dem Aussterben bewahrt werden sollen.

In den letzten Jahren ist zusätzlich das Gleichgewicht der klimatischen Verhältnisse in das Blickfeld gerückt.

Umweltschutz ist eine gesamtgesellschaftliche Aufgabe.

Der Staat ist von Verfassung wegen verpflichtet, die Belange des Umweltschutzes zu beachten und bei allen Entscheidungen auch die ökologischen Auswirkungen zu berücksichtigen.

Diese Verpflichtungen des Staates ergeben sich aus:

- Art. 1 GG (Menschenwürde)
- Art. 2 Abs. 2 GG (Schutz von Leben und Gesundheit)
- Art. 20 Abs. 1; 28 Abs. 1 GG (Sozialstaatprinzip)

Ein einheitliches Umweltschutzrecht existiert zurzeit noch nicht. Das Recht des Umweltschutzes ist in zahlreichen einzelnen Gesetzen und anderen Rechtsvorschriften niedergelegt, die hauptsächlich den Bereichen des öffentlichen Rechts, vereinzelt auch dem privaten Recht zuzuordnen sind.

Das heißt unter Umweltschutz versteht man die Gesamtheit der Rechtsnormen, die den Schutz der natürlichen Umwelt und die Erhaltung der Funktionsfähigkeit der Ökosysteme bezwecken.

9.2. RECHTLICHE GRUNDLAGEN (AUSZUGSWEISE)

§ 238 StGB Unerlaubter Umgang mit Kernbrennstoffen
§ 324 StGB Verunreinigung eines Gewässers
§ 325 StGB Luftverunreinigung und Lärm
§ 326 StGB Umweltgefährdende Abfallbeseitigung
§ 327 StGB Unerlaubtes Betreiben von Anlagen
§ 239 StGB Gefährdung schutzbedürftiger Gebiete
§ 330 StGB Schwere Umweltgefährdung
§ 330a StGB Schwere Gefährdung durch Freisetzen von Gasen
§ 906 BGB Einwirkungen vom Nachbargrundstück
§ 1004 BGB Abwehranspruch
§ 117 OWiG Unzulässiger Lärm

9.3. AUFGABEN DES HUNDEBESITZERS

Es gibt viele Wege, die Ökobilanz des eigenen Vierbeiners zu verbessern. Ein ganz einfacher Schritt ist, die Hinterlassenschaften aufzusammeln. Denn der Kot der rund elf Millionen Hunde in Deutschland enthält Phosphor, Stickstoff und Schwermetalle. Die Umwelt leidet unter den Exkrementen mehr als unter der Herstellung von Plastikbeutel zum Aufsammeln. Immerhin scheidet ein Durchschnittshund über seine 13 Lebensjahre rund eine Tonne Kot und knapp 2.000 Liter Urin aus.

Im Vordergrund steht beim Hundebesitzer die Beseitigung der Abfallprodukte, die beim Umgang mit dem Hund, vom Hund selbst und bei der Entsorgung von Nahrungsresten und Rückständen der Fellpflege entstehen.

Entleert sich ihr Hund im Wald, müssen dessen Hinterlassenschaften natürlich nicht aufgesammelt werden. Entleert sich der Vierbeiner allerdings auf einem öffentlichen Platz, sind sie verpflichtet, den Hundekot zu entsorgen. Da das Verbot von Hundekot beispielsweise auf

Spielplätzen direkt die Gesundheit der Kinder betrifft, müssen Hundehalter immer mit einer Anzeige rechnen, wenn sie von den Eltern beobachtet werde.

BESEITIGUNG VON HUNDEKOT

Damit der Hundekot nicht zur *„Tretmine"* für Fußgänger wird, muss dieser entfernt werden. Wer dem nicht nachkommt, könnte vom Ordnungsamt zur Kasse gebeten werden.

Beachte!
Das *„nicht unverzügliche Beseitigen"* von Hundekot kostet je nach Bundesland zwischen 10 und 150 Euro.

Es lohnt sich, immer eine kleine Plastiktütenrolle in der Tasche dabeizuhaben. Eine solche Tüte kann wie ein Handschuh über die Hand gezogen werden, anschließend das Häufchen damit greifen und dann die Tütenöffnung nach unten ziehe. Im nächsten Schritt erfolgt die Entsorgung des Hundekotes im hoffentlich nahe gelegenen Mülleimer.

Alternativ dazu gibt es auch spezielle Hundeschaufeln, die in der Anwendung etwas einfacher sind. Neben Modellen ohne Abdeckungen werden mittlerweile auch Exemplare mit einer eigenen Tütenvorrichtung angeboten.

In vielen Großstädten gibt es mittlerweile auch Hundetüten-Spender in öffentlichen Grünanlagen.

Tipp!
Schauen Sie sich nach dem nächstgelegenen Altpapiercontainer um, oder fragen Sie einen anderen Hundebesitzer, der sich in der Nähe aufhält.

Sofern keine Tüte zur Hand ist, tut es auch ein Papiertaschentuch. Ansonsten kann auch ein Stück Zeitung Abhilfe schaffen.

HUNDEFUTTER

Bei Hunden besteht das normale Futter vorwiegend aus Nebenprodukten und Schlachtabfällen. Daher ist das normale Hundefutter keine große Belastung für die Umwelt. Wer seinen Hund jedoch Luxusnahrung vorsetzt, verschlechtert die Umweltbilanz teils massiv, etwa wenn der Vierbeiner biologisch artgerecht Rohfütterung erhält. Dann besteht das Futter zu 75 Prozent aus tierischen Bestandteilen, ein Großteil davon von ist hochwertiges Fleisch.

„Diese Ernährung kann die Umweltbelastung eines Hundes beinahe verdreifachen und wäre dann nahezu auf dem Niveau eines Pkw", sagt Jungbluth.

III.
HUNDEKRANKHEITEN (VORBEUGEN, ERKENNUNG, BEHANDLUNG)

Hunde können uns nichts sagen, wenn ihnen etwas fehlt. Sie schauen traurig drein, sind schlapp und müde, haben keine Lust zum Spielen. Wir müssen ihren lautlosen Schmerzensschrei erkennen, um ihnen helfen zu können.

„Je früher die Krankheit erkannt wird, desto besser kann man sie behandeln!"

Vorsorge ist dabei die beste Medizin und dabei bildet die Gesundheit des Hundes keine Ausnahme.

<u>Wichtig!</u>
Den Hund monatlich sorgfältig auf frühe Anzeichen für eine Krankheit untersuchen.

Es gibt Hunde die Krankheiten oder Schmerzen gut verbergen können, es gilt deswegen bei der Untersuchung wachsam zu sein und jede Reaktion auch die kleinste zu registrieren.

1. GESUNDHEITSCHECKLISTE

* Körperliche Verfassung
  - Rippen müssen gerade noch tastbar sein.
  - Zwischen Rippen und Hüften sollte lediglich eine Art Taille erkennbar sein.

- Bauch sollte nicht durchhängen.
- Auf Gewichtsverlust achten.
- Ohren
  - Frei von dickem braunen oder grünen Ohrenschmalz.
  - Ohren nicht zu tief oder kräftig reinigen (Gefahr der Verletzung des Trommelfells besteht).
- Augen
  - Sie sollten leuchten und rein sein.
  - Nicht laufend, rot oder wund sein.
  - Der Hund sollte vor Licht nicht zurückschrecken, als ob ihm dies Schmerzen in den Augen bereitet.
- Nase
  - Keine krustige Oberfläche aufweisen.
  - Keine Ausflüsse oder Blutungen.
  - Im Jahresverlauf kann sich die Farbe der Nase verändern, von Schwarz zu Rosa und wieder zurück.
  - Sie braucht nicht sehr kalt oder feucht zu sein.
- Mundgeruch
  - Kann auf Verdauungsprobleme oder auf schlechte Zähne hinweisen.
  - Zähne sollten weiß sein und keinen übermäßigen Zahnstein aufweisen.
  - Zahnfleisch sollte rosa oder schwarz und nicht rot oder geschwollen sein.
- Haut und Fell
  - Haut kann je nach der natürlichen Pigmentierung der jeweiligen Hunderasse rosa oder schwarz sein.
  - Je nach Hunderasse sollte das Fell dick und glänzend sein.
  - Frei von Beschädigungen der Haare.
  - Keinerlei Schuppen oder Wundstellen.
  - Das Haaren der Hunde ist natürlich und kann das ganze Jahr über gehen.
- Krallen
  - Sie sollten glatt und weiß oder schwarz sein.
  - Raue oder brüchige Krallen müssen möglicherweise behandelt werden.

- In die Überprüfung die Afterklauen mit einbeziehen (Kommen nicht bei allen Hunden vor).
- Verdauung
  - Appetit des Hundes im Auge behalten.
  - Beim Essen sollte der Hund keinen Eindruck der Übelkeit vermitteln oder gar würgen.
  - Der Stuhl sollte eine normale Farbe besitzen und weder Durchfall, Verstopfung oder Schleim aufweisen.
- Durst
  - Bei plötzlich großem Durst oder wenn der Hund mehr als gewöhnlich trinkt, unbedingt an den Tierarzt wenden.

- Einstellung
  - Lässt der Hund Kopf und Rute hängen, bedeutet das gewöhnlich, der Hund ist wetterfühlig.
  - Geht es dem Hund schlecht, zieht er sich in eine Ecke zurück oder buddelt im Garten ein Loch, in das er sich hineinlegt.

Wichtig!
Die allgemeine Lebenseinstellung des Hundes kann viel Aufschluss
über sein Gesundheitliches
Wohlbefinden geben.

---

2. KRANKHEITSFRÜHERKENNUNG

Grundsätzlich gilt für alle Krankheiten, dass eine Krankheit erst behandelt werden kann, wenn sie als solche erkannt wurde. Eine rechtzeitige Behandlung durch den Tierarzt kann den Hund das Leben retten. Bei einer zu spät einsetzenden Behandlung ist der Hund jedoch häufig - trotz vieler Bemühungen - nicht mehr zu retten.

Das Erkennen von Krankheitserscheinungen erfolgt durch die ständige, gewissenhafte Beobachtung des Hundes in seinen gesamten Lebenserscheinungen.

Es macht sich immer gut, wenn beim Besuch des Tierarztes über das negative Verhalten bzw. Krankheitssymptome Auskunft gegeben werden kann:
- Seit wann erscheint der Hund krank?
- Welche Krankheitserscheinungen wurden beobachtet?

- Wie ist der Appetit des Hundes?
- Wie sind Kot- und Harnabsatz sowie deren Beschaffenheit?
- Wie hoch ist die Körpertemperatur?
- Wie hoch sind Puls- und Atemfrequenz?

2.1. ERSTE KRANKHEITSZEICHEN UND FIEBER

Erste Anzeichen für die Erkrankung des Hundes können sein:
- Ein sonst temperamentvoller, bewegungsfreudiger Hund bewegt sich nur zögernd und unter Drängen.
- Der Hund zieht sich in die Hütte zurück und ist nur durch Locken oder mit Zwang zum Aufstehen zu bewegen.
- Ein sonst mit gutem Appetit fressender Hund verweigert den zweiten Tag die Nahrung.
- Der Hund erbricht sich.
- Der Hund hechelt ohne Beanspruchung und bei Temperaturen stark, bei denen er sonst ruhig atmet.
- Der Hund hustete oder hat Schwierigkeiten beim Atmen.
- Der Hund schüttelt wiederholt mit dem Kopf oder kratzt sich in bzw. hinter den Ohren.
- Die Augen des Hundes tränen oder setzen ein eitriges Sekret ab.
- Der Hund zeigt einen starken Durchfall.

Wie gesagt, vieles daran können Anzeichen einer beginnenden Erkrankung sein, muss es aber nicht. Auch beim Hund gibt es leichte Unpässlichkeiten, die der Körper überwindet, können aber auch fließende Übergänge zu schweren Erkrankungen sein, von denen man erst etwas bemerkt, wenn der Hund ernstlich erkrankt ist.

Nicht nur der Anstieg der Temperatur beim Hund über die normalen Werte, sondern auch ein Absinken, wie es bei Viruserkrankungen im Krankheitsverlauf unter anderen vorkommen kann, geben Veranlassung, sofort den Tierarzt aufzusuchen.

Untertemperaturen sind im Allgemeinen bedenklicher, als erhöhte.

Normalwert liegt zwischen 37,5 °C und 37,5 °C
über 39 °C   Verdacht auf fieberhafte Erkrankung
unter 37,5 °C   schockartig

Die Messung der Temperatur hat beim ausgeruhten und ungefütterten Hund zu erfolgen.

2.2. TYPISCHE KRANKHAFTE VERÄNDERUNGEN IM VERHALTEN DES HUNDES

Die typischen Anzeichen für die Erkrankung eines Hundes sind meistens zu erkennen:

- Verhaltensänderungen,
- Konditionsänderungen,
- Bewegungsstörungen,
- Änderungen der Körperhaltung,
- Veränderungen im Körperbau,
- Veränderungen bei der Futter- und Wasseraufnahme,
- Veränderungen der Sekrete und Exkrete,
- Veränderung der Körpertemperatur,
- Veränderung des Pulsschlages,
- Veränderung der sichtbaren Schleimhäute,
- Veränderungen an den Atmungsorganen.

Die Beobachtungen sind immer mit den „Normalwerten" des Hundes zu vergleichen.

2.2.1. VERHALTENSÄNDERUNGEN

- Der Hund will sich unmotiviert ausruhen.
- Der Hund läuft ruhelos hin und her.
- Der Hund beleckt Körperteile.
- Der Hund zeigt ungewohnte Aggressivität gegenüber den Menschen.
- Der Hund winselt und stöhnt.
- Der Hund ist ängstlich und zeigt Gleichgültigkeit gegenüber seiner Umwelt.
- Der Hund schreit oder heult.

2.2.2. KONDITIONSÄNDERUNGEN

- Der Hund zeigt einen Leistungsabfall.
- Der Hund hat einen beschleunigten Atem.

2.2.3. Bewegungsstörungen, Änderungen der Körperhaltung

- Unnatürliche Haltung des Kopfes, schief halten.
- Unnatürliche Haltung der Wirbelsäule oder der Gliedmaßen.
- Hinken des Hundes.
- Nackensteife.
- Sichtbare Veränderungen des Knochengerüstes.
- Bewegungsbehinderung ohne erkennbare äußere Anzeichen und mit erkennbaren äußeren Anzeichen.

2.2.4. Veränderung im Körperbau

- Übermäßige Abmagerungen.
- Hochgradiger Fettansatz.
- Zunehmender Bauchumfang.
- Veränderung des Haarkleides.

2.2.5. Veränderungen bei der Futter- und Wasseraufnahme

- Verminderte Fresslust.
- Widernatürlicher Appetit.
- Vermehrter Durst.
- Erbrechen.
- Fang des Hundes steht offen und kann von ihm nicht mehr geschlossen werden.
- Übler Geruch aus dem Fang.
- Belag auf der Maulschleimhaut.
- Rötung der Maulschleimhaut.
- Blutiger Speichel in der Maul- und Rachenhöhle.

2.2.6. Veränderungen der Sekrete und Exkrete

- Ansammlung von Ohrenschmalz in den Ohrmuscheln.
- Vermehrter Tränenfluss.
- Vermehrter Speichelfluss
- Veränderung beim Kot absetzen
  - Durchfall.
  - Schwierigkeiten beim Kot absetzen.
  - Schlecht verdaute Futterreste im Kot.
  - Beimengungen im Kot.

- – Schmerzen beim Kot absetzen.
- – Blutiger Kot.
- Veränderung des Harns
  - – Häufiger Harnlassen.
  - – Schwierigkeiten beim Harnlassen.
  - – Tropfenweises Abfließen des Harns (Erkrankung der Harnblase und der Nieren).
  - – Fieber- rötlicher oder brauner Harn (Nieren- und Blasenerkrankung).
  - – Harnabsatz täglich beobachten.

> Die Farbe des Harns schwankt beim Hund je nach Nahrung, Getränk und Jahreszeit zwischen hell- und dunkelgelb.

2.2.7. VERÄNDERUNG DER KÖRPERTEMPERATUR
- erhöhte Körpertemperatur
- verminderte Körpertemperatur.

2.2.8. VERÄNDERUNG DES PULSSCHLAGES
- Die normale Pulszahl des Hundes ist, je nach Lebensalter und Körpergröße verschieden.
- Die Pulszahl steigt
  - – während der Ausbildung,
  - – im Einsatz,
  - – durch Aufregung,
  - – Angst,
  - – Schrecken,
  - – Freude.

> Normalpuls
> bei großen Hunden 60 bis 100 Pulsschläge/Minute.

2.2.9. VERÄNDERUNG DER SICHTBAREN SCHLEIMHÄUTE

- Auffallend blasse oder andere (gelbliche) Verfärbung der Augenbindehaut.
- Verfärbung der Haut am Bauch und an den Schenkelinnenflächen.

2.2.10. VERÄNDERUNG AN DEN ATMUNGSORGANEN

- Trockene, warme, rissige Haut (Katarrh, Fieber).
- Häufiges Niesen (Juckgefühl in der Nase).
- Wischen der Nase mit der Pfote (Beginn eines Nasenkatarrhs).

**Normale Atemfrequenz
bei großen Hunden ca. 20 Atemzüge / Minute.**

- Nasenblutungen (Nasenkatarrh, Geschwüre, Fremdkörper).
- Vermehrter wässriger, schleimiger, eitriger Ausfluss aus der Nase (Beginn von Infektionskrankheiten).

3. ALLGEMEINE KRANKHEITSZEICHEN

Nervenkrankheiten
Verdauungsstörungen
Haut- und Haarprobleme
Blut- und Herzkrankheiten
Fruchtbarkeitsstörungen
Erkrankung der Harnwege
Innenparasiten
Atembeschwerden
Ohrenkrankheiten
Erkrankung der Knochen, Muskeln und Gewebe

3.1. NERVENKRANKHEITEN

- Anfälle oder Krämpfe (Epilepsie, Staupe, Trauma, Vergiftungen usw.).
- Stolpernder Gang.
- Teilweise oder vollständige Lähmung.
- Verändertes Benehmen (Tollwut, Fliegenschnappen, Wutanfälle).

- Gleichgewichtsverlust (Hirnschlag, Infektion des Innenohres, Meningitis).

3.2. VERDAUUNGSSTÖRUNGEN

- Stoßweises, blutiges oder schmerzhaftes Erbrechen (Magendrehung, Infektion, Darmkrämpfe, Vergiftungen).
- Appetitmangel (Schmerzen oder Beschwerden in der Maulhöhle, Übelkeit, Furcht).
- Andauernder, blutiger oder explosionsartiger Durchfall.
- Verstopfungen (Verschluckter Knochen, Beckenbruch, Verstopfungen oder eiternde Afterdrüse).
- Gewichtsverlust oder übermäßige Gewichtszunahme (Zuckerkrankheit, Schilddrüsenunterfunktion, Futterneid, Langeweile).
- Teilnahmslosigkeit oder Bauchbeschwerden.

3.3. HAUT- UND HAARPROBLEME

- Andauerndes Kratzen (äußere Parasiten, Allergien, innere Krankheiten, Reize).
- Plötzliches Beknabbern oder Belecken (Leck Dermatitis, verstopfte Analdrüsen, äußere Parasiten).
- Rötungen oder Entzündungen (Allergien, Sonnenbrand, Abszesse, Fremdkörper, Hautinfektionen).
- Vermehrter Haarausfall (Ringflechte, äußere Parasiten, Schwielen).
- Knoten (Zysten, Warzen, Tumore, Abszesse).

3.4. BLUT- UND HERZKRANKHEITEN

- Husten (Herzklappenfehler).
- Bewegungsunlust.
- Verminderte Ausdauer (angeborener Herzklappenfehler).
- Bewusstlosigkeit.

3.5. FRUCHTBARKEITSSTÖRUNGEN

- Jeder unübliche Ausfluss aus den Genitalien.
- Schwellungen der Milchdrüsen.
- Schwellungen der Hoden.
- Fehlende Empfängnis
- Schwierigkeit beim Werfen.

3.6. Erkrankung der Harnwege

- Mühsames Harnlassen (Infektion, Entzündung der Prostata, Blasen- oder Harnstein).
- Blutiger Harn.
- Inkontinenz.
- Vermehrtes Harnlassen (Nieren- oder Blaseninfektion, Leberkrankheit, Diabetes).
- Erhöhter Durst.

3.7. Innere Parasiten (Spulwürmer, Bandwürmer, Peitschenwürmer, Hakenwürmer, Glardia canis, Kokzidien, Toxoplasma gondie)

- Würmer mit Kot
- Aufgedunsener Bauch.
- Andauernder oder blutiger Durchfall.
- Weiße „Reiskörner" in der Aftergegend.
- Gewichtsverlust.

3.8. Atembeschwerden

- Nasenfluss, andauerndes Niesen (Allergie, Infektion, Tumor, Fremdkörper, Gaumenspalte).
- Husten, Würgen (Zwingerhusten, Infektion der Stimmbänder, Kehlkopfes oder der Luftröhre, akute Bronchitis, Inhalationspneumonie, Fremdkörper im Luftweg).
- Übermäßiges Schnarchen (Verlängerter weicher Gaumen, alte Allergie, enge Nasenlöcher und Kehlkopf).
- Mühsames Atmen (Rippenverletzung, Lungenkrankheit, Herzversagen, Nierenkrankheit, Vergiftung, Hitzschlag, Flüssigkeitsablagerung auf dem Brustfell).

3.9. Augenprobleme (beeinträchtigtes Sehvermögen, Blinzeln, Sehstörung)

- Augenausfluss
  - Klarer Ausfluss
  - Eitriger Ausfluss
- Entzündungen
- Blutunterlaufene Entzündungen
- Blutungen

- Milchig weiße Trübung
- Tumore an den Augenlidern
- Tumore am Augapfel
- Zysten

3.10. OHRENKRANKHEITEN

- Kopfschütteln und Ohrenkratzen (Ohrenmilben, Allergie, Fremdkörper, Infektion).
- Ohrenfluss (bakterielle oder hefebedingte Infektion, Ohrmilben).
- Schwellungen des äußeren Ohres (Hämatom / Bluterguss, physische Beschädigung).
- Hörprobleme / Taubheit (übermäßige Wachsproduktion, Talg, Tumor, verstopfte Gehörgänge, Alter).
- Gleichgewichtsstörungen (Entzündung des Innenohres).

3.11. ERKRANKUNG DER MAULHÖHLE UND DER ZÄHNE

- Mundgeruch (Zahnstein, Zahnfleischentzündung, Tumore, Zahnfleischwucherungen).
- Speicheln (Zyste der Speicheldrüse, Erkrankung des Zahnhalses, Zungenverletzung, Fremdkörper).
- Zögerndes Fressen (Zahnkaries, Zahnwurzelabszess, angebrochener Zahn, Staupe Gebiss).
- Entzündetes Zahnfleisch.
- Fehlende oder angebrochene Zähne (Übergebiss, Vorgebiss).

3.12. ÄUSSERE PARASITEN (FLÖHE, SARKOPTES - RÄUDEMILBEN, DOMOTEX - RÄUDEMILBEN, CHEYLETIELLA - MILBEN, HERBSTMILBEN, LÄUSE, ZECKEN, FLIEGENMADEN, HAKENWURMLARVEN)

Kratzen.
Übermäßiges Belecken.
Schuppen.
Haarausfall.
Sichtbare Parasiten.

3.13. ERKRANKUNGEN DER KNOCHEN, MUSKELN UND GELENKE

- Lahmheit und hinkender Gang.
- Schwellungen der betroffenen Körpergegend.
- Lähmung.
- Weiche Stellen an den Gliedmaßen.

4. HUNDEKRANKHEITEN

4.1. INFEKTIONSKRANKHEITEN

4.1.1 STAUBE

Staube ist eine hoch ansteckende Krankheit, die durch einen Virus hervorgerufen wird. Die Infektion erfolgt durch Sekrete (Augen- und Nasensekrete) und durch Exkrete (Kot und Harn), die durch erkrankte Hunde infiziert wurden.

Inkubationszeit
nach 3 - 6 Tagen (manchmal können es auch mehr Tage sein) tritt Fieber (bis 41 °C) auf.

Symptome
1. Krankheitsstadium
- geringgradiges oder mittleres Fieber.
- mehr oder weniger ausgeprägte Entzündungen der Mandeln, der Schleimhäute der Nase und des Darms.
- Eitriger Nasenausfluss.
- Der Hund ist matt und unlustig.
- Appetitlosigkeit.
- Rötung der Lidbindehäute.
- Möglicher Durchfall.
- Nach wenigen Tagen ein erneuter Fieberanstieg - das zweite Krankheitsstadium beginnt.

2. Krankheitsstadium
Im zweiten Krankheitsstadium der Staupe werden verschiedene Organe des Hundes durch das Virus befallen. Dieses sind:
- Lunge

- Husten
- bauchbetonte Atmung
- mit und ohne Fieber
- Lungenentzündung
- Magen / Darm
  - hochgradiger profuser, wässriger Durchfall
  - Erbrechen
- Augen
  - eitrige Bindehautentzündung
  - wässriger Augenausfluss
- zentrales Nervensystem
  - Anfälle
  - Muskelzucken
  - Entwickelt sich meist erst nach wenigen Wochen.

Therapie
- Kranke Hunde in einem isolierten, zugfreien Raum betten.
- Lager öfters erneuern.
- Ersten Tage der Krankheit eine rechtzeitige Gabe von Staupe Serum.
- Später Behandlung ist problematisch.

Impfung ist der beste Schutz gegen die Staupe!

4.1.2. HARTBALLENKRANKHEIT

Die Hartballenkrankheit ist eine Krankheit, die durch einen Virus hervorgerufen wird. Sie verläuft ähnlich wie die klassische Staupe, es fehlt nur der Staupe typische zweimalige Fieberschub.

Symptome
- Schnelle Todesfälle.
- Lebt der Hund nach der zweiten Kalenderwoche noch, dann verhornen seine Ballen und Nasenspiegel.

4.1.3. TOLLWUT

Fleischfresser bieten dem Virus, dem Erreger der Tollwut, optimale Bedingungen zu seiner Vermehrung. Hauptsächlich wird der Virus mit dem Speichel übertragen, der in verletzten Körperstellen (Bisswunden), aber auch über die Schleimhaut in den Körper eindringt. Der Hund kann sich an tollwutkranken Wildtieren (z.B. dem Fuchs), infizieren und die Infektion auf den Menschen übertragen.

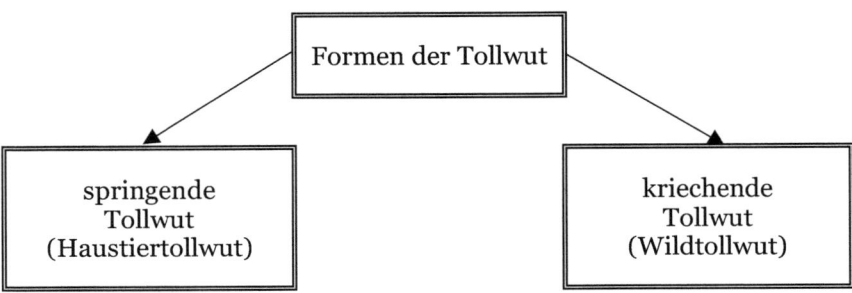

Inkubationszeit

- Anfangsstadium
  - Hunde sind im Wesen verändert, sie werden gleichgültig und schläfrig.
  - Keinen Appetit.
  - Hunde sind besonders zutraulich, ungehorsam, scheu oder nervös.
  - Juckreiz - geht bis zur Selbstverstümmelung.
  - Gesteigerte Reflexionserregbarkeit.
- Erregungsstadium
  - Erhöhte Speichelproduktion.
  - Erste krankhafte Reaktionen des Atemzentrums.
  - Erschwertes Abschlucken.
  - Verweigerung des Futters oder vermehrter Appetit.
  - Heiseres Bellen wird von Wutanfällen und Raserei begleitet.
  - Aggressivität gegenüber Personen, Tieren und Gegenständen.
  - Erregungszustände können Ruhepausen unterbrechen, die mit zunehmender Krankheit immer kürzer werden.
- Lähmungsstadium
  - Kaumuskulatur kann den Fang nicht mehr geschlossen halten.

- Aufgenommenes Wasser oder Futter fallen sofort wieder aus dem Fang.
- Verstärkter Speichelfluss aus dem Fang.
- Heisere bis hohe Stimmveränderung.
- Inkoordinierte Bewegungen der Extremitäten.

Lähmung des Herzens sowie der Atemmuskulatur führen schließlich zum Tode des Tieres.

Beachte!
Eine Behandlung an Tollwut erkrankter Hunde ist nicht möglich. Sie ist auch verboten, da während dieser Zeit die Ansteckung möglich ist. Diese Hunde müssen getötet werden.

Die Impfung ist der beste Schutz und auch für den Menschen unge-fährlich. Beim Biss durch ein tollwütiges Tier kann eine sofortige Imp-fung (innerhalb von 24 Std.) des Hundes ein Ausbrechen der Krankheit verhindern.

4.1.4. ANJESZHYSCHE KRANKHEIT (PSEUDO-LYSSA, PSEUDOWUT, JUCKPEST)

Der Erreger ist ein Virus. Die Ansteckung erfolgt vornehmlich mit der infizierten Nahrung (rohem Schweinefleisch). Das Virus kann auch durch blutsaugende Insekten übertragen werden. An der Einstichstelle entsteht ein starker Juckreiz, der dazu führen kann, dass sich das Tier verstümmelt.

Inkubationszeit
- sieben Tage (+/- drei Tage).

Symptome
- Gestörtes Allgemeinbefinden.
- Leistungsschwäche.
- Verminderte Nahrungsaufnahme und Appetit.
- Starker Speichelfluss.
- Erbrechen.

- Erhöhte Atemfrequenz.
- Lähmung.

Nach dem Ausbruch der Krankheit ist innerhalb weniger Stunden der Tod zu erwarten.

4.1.5. LEPTOSPIROSE („STUTTGARTER HUNDESEUCHE", HUNDETYPHUS, WEILSCHE KRANKHEIT, SCHWEINETREIBER-KRANKHEIT)

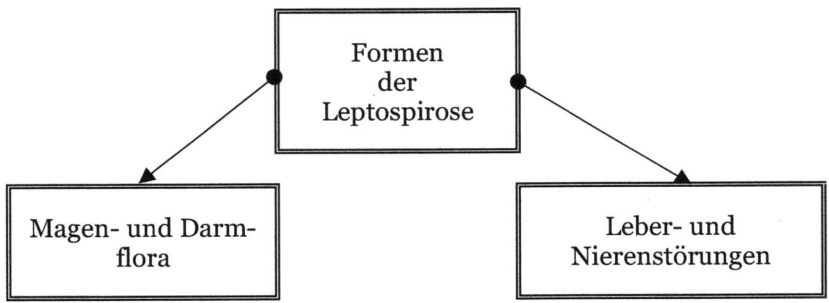

Leptospirose ist eine Infektionskrankheit, die von Bakterien hervorgerufen wird, die hauptsächlich in stehenden Gewässern vorkommen. Anstecken kann sich der Hund am Speichel und Harn erkrankter Hunde und kleiner Nagetiere (Ratte, Maus).
Diese Krankheit kann auch Menschen befallen.

Symptome
- Gelbfärbung der Schleimhäute.
- Gelbsucht.
- Schwere Nierenschädigung.
- Hohes Fieber.
- Schwäche der Nachhand.
- Mühseliges Treppensteigen.
- Mattigkeit.
- Augen werden rot.
- Durchfall und Erbrechen.
- Krankheit geht oft tödlich aus.

Therapie
- Behandlung muss immer durch den Tierarzt erfolgen.
- Die beste Vorbeugung gegen Leptospirose ist die Impfung.

4.1.6. BRUCELLOSE (SEUCHENHAFTER DURCHFALL)

Erreger sind artspezifische Brucellen, die sich hauptsächlich im Harn- und Geschlechtsapparat befinden, aber auch in anderen Organen, in Gelenken und Körperflüssigkeiten. Die Infektion erfolgt über die Haut, die Schleimhäute, besonders die der Augen und über den Verzehr von rohem infizierten Fleisch oder roher Milch.

Inkubationszeit
- ein bis drei Wochen

Symptome
- Hund
  - meistens ohne erkennbare Anzeichen einer Krankheit
- Mensch
  - Wellenhaftes Fieber
  - Herzschaden
  - Leberschaden
  - Lungenentzündung
  - Schäden der keimbereitenden Organe.

4.1.7. TOXOPLASMOSE

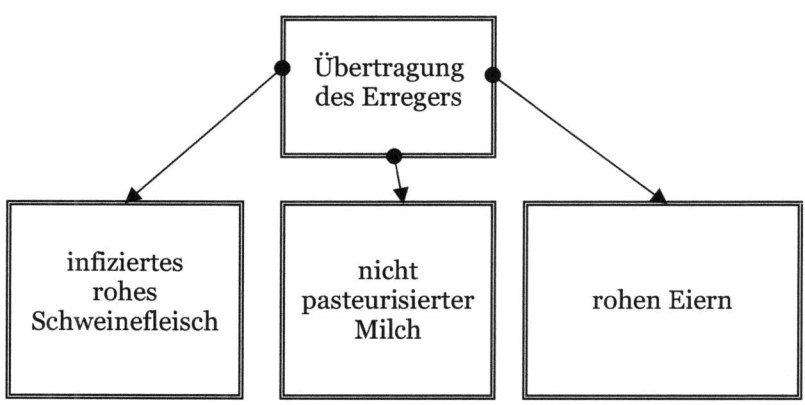

Als Erreger (Einzeller) bei Mensch und Tier ist die Toxoplasmose gondie bekannt, dass er durch Schmutz- und Schmierinfektion über die Haut, über Schleimhäute, über Außen, und Innenschmarotzer sowie disziplazentar (über die Fruchthülle auf der Frucht) auf den Wirtsorganismus übertragen wird.

<u>Wichtig!</u>
Toxoplasmose wird nicht durch den Hund auf den Menschen übertragen. Die Übertragung erfolgt durch Katzen und rohes Fleisch.

Symptome

- Leistungsdepressionen.
- Entzündung des Atmungs- und Verdauungsapparates.
- Zentralnervöse Erscheinungen.
- Leber- und Niereneffekte.
- Ähnlich wie bei der Staupe übersteht der Hund die Krankheit oder er übersteht sie nicht.

4.1.8. HEPATITIS CONTAGIOSA (HCC, RUBERTSCHE KRANKHEIT, ANSTECKENDE LEBERENTZÜNDUNG)

Vier Arten
des Verlaufes einer HCC

1. Perakuter Verlauf	**2.** Akuter Verlauf	**3.** Subakuter Verlauf	**4.** Latenter Verlauf
Tod tritt innerhalb weniger Stunden oder bis nach drei Tagen ein.	Länger andauernde Verlaufsform, die mit dem Tod oder schweren Organschäden enden kann.	Mit typisch milchiger Einfärbung der Hornhaut, die nach 20 Tagen meist wieder verschwindet.	Unauffälliger stummer Verlauf, wobei Viren ausgeschieden werden.

Es ist eine Viruskrankheit des Hundes, des Fuchses oder anderer Caniden, die ebenso wie die Staupe bei Jungtieren eine hohe, bei Alten eine geringe Sterblichkeit nach sich zieht. Erreger der HCC ist ein Virus, welches vornehmlich über den Fang (Aufnahme bei Futter, Riechen der Urinmarken, Lecken usw.) in den Organismus dringen. Die Ansteckung erfolgt also über die Ausscheidungen erkrankter Hunde.

Inkubationszeit

- bis zu 10 Tage.

Symptome

- Fieberhafte Intervalle (40 °C) können mit fieberhaften Zonen abwechseln.
- Futterverweigerung.
- Brechdurchfall.
- Katarrhalische Lidbindehautentzündung.
- Nasenschleimhautentzündung.
- Leberschwellungen und Druckempfindlichkeit im Leberbauch.
- Rachenmandeln, Lymphknoten stark vergrößert.

4.1.9. TRANSMISSIBLE GASTROENTERITIS (TEG) ODER ÜBERTRAGBARE MAGENDARMENTZÜNDUNG

Der Erreger der Krankheit ist ein Virus. Die Infektion des Hundes kann erfolgen durch den unmittelbaren Kontakt mit infizierten Schweinen sowie mit infektiösen Futter (Schlachtabfälle). Die Infektion kann aber auch beim Einsatz bzw. der Ausbildung des Hundes auf Feldern erfolgen, die kurz vorher mit Gülle oder Dung aus infizierten Schweinebeständen gedüngt wurden.

Inkubationszeit

- bei Hunden 2 - 4 Tage

Symptome

- Tiere nehmen sehr viel Wasser auf.
- Sie verlieren innerhalb weniger Stunden erhebliche Körpermasse und Einsatzfreude.
- Apathisch, mit hochgeschürztem Leib, frierend stehen die Tiere da.

- Das Tier ist kaum noch ansprechbar.

Bei ausgewachsenen Hunden gibt es bei raschem Behandlungsbeginn keine Ausfälle. Die Tiere überstehen die Infektion in einer Zeit von maximal vier Wochen.

4.1.10. PARVOVIROSE (KATZENSEUCHE)

Parvovirose ist eine Viruskrankheit bei der Welpen sehr schnell durch Herzmuskelentzündung sterben. Die Ansteckung erfolgt durch den Kot erkrankter Tiere.

Symptome (ältere Tiere)
- Blutig- wässriger Durchfall.
- Unstillbares Erbrechen.
- Apathisch.
- Völlig appetitlos.
- Hoher Wasserverbrauch.
- Endet meist tödlich.

Es ist bei der Erkrankung unbedingt ein Tierarzt zurate zu ziehen. Das beste Mittel zur Verhinderung der Krankheit ist die Schutzimpfung als Vorbeugung.

4.1.11. ZWINGERHUSTEN

Zwingerhusten ist eine Infektion der Atemwege, verursacht durch Viren und Bakterien. Die Übertragung erfolgt durch Tröpfcheninfektion (Niesen, Belecken).

Symptome
- Ständig hustende Geräusche des Hundes.
- Fieber.
- Eitriger Augen- und Nasenfluss.
- Bis hin zu schwerer Lungenentzündung, die zu chronischen Veränderungen der Lunge führen kann.

Tierärztliche Hilfe ist unbedingt erforderlich!

106

4.1.12. CORONAVIRUS

Corona Virus ist eine Viruserkrankung mit extrem hoher Ansteckungsgefahr.

Symptome
- Teilweise blutiger Durchfall.
- Ungestörtes Allgemeinbefinden.

Therapie
- Nutzung von Diät - Futter und bei Bedarf Antibiotika.

4.1.13. OHRENENTZÜNDUNG

Infektionserreger sind die Ursachen für Ohrenentzündungen.

Symptome
- Kratzen des Hundes am Ohr.
- Ständiges Stöhnen und Jaulen.

> Schnellstmögliche Behandlung durch einen Tierarzt erforderlich!

Vorbeugende Maßnahmen
- Regelmäßiges reinigen des Inneren der Ohrmuschel und des Gehörganges.
- Benutzung einer geeigneten Ohrreinigungsflüssigkeit.
- Auch evtl. mit Q-Tips behutsam mit Rotationsbewegungen reinigen.

4.1.14 SALMONELLOSE

Salmonellose ist eine bei Tieren und Menschen häufig vorkommende bakterielle Infektionskrankheit. Die Erreger dieser Erkrankung sind Bakterien, die als Salmonellen bezeichnet werden.

Symptome
- akute Magen - Darm - Entzündung.

Vorbeugung
- Verfütterung von Salmonellen freien Futter.
- Rohes Futterfleisch nur nach Erhitzen verfüttern.
- Konsequente Einhaltung der hygienischen Maßnahmen. Reinigen und Desinfektion der Zwingeranlage, der Futterküche und anderer Räumlichkeiten, in denen sich der Hund aufhält.

Therapie
- Behandlung durch einen Tierarzt erforderlich.

4.2. ERBKRANKHEITEN

In der freien Wildbahn können nur die gesündesten Tiere überleben; angeborene Schwächen merzen sich selbst aus. Da der Hund jedoch längere Zeit als alle anderen Tierarten domestiziert worden ist, und da das Überleben so vieler Rassen über Hunderte von Generationen vom Menschen abhängig war, leidet der Hund an zahlreichen Erbkrankheiten.

4.2.1. HÜFTGELENKSDYSPLASIE (H)

Es ist eine Missbildung im Hüftgelenk, bei der es zwischen Oberschenkelkopf und der Hüftgelenkspfanne zu einer Fehlstellung kommt. Kleine Knochenbrüche in der Beckenpfanne treten auf, die im Folgenden wieder ausheilen können.
Man unterscheidet die leichte, mittlere und schwere (HD).
Die Ursachen für eine HD sind unter anderen zurückzuführen auf:
- Erbfaktoren.
- Ernährungszustände.
- Rassendisposition.
- Statische Verhältnisse.
- Disproportionen im Hormonhaushalt.

Symptome
- Breites, weitausladendes Becken, eventuell mit knirschenden Geräuschen bei der Untersuchung.
- Mängel bei der Unterordnung bei Kriech- und Sprungübungen.
- Keine ausdauernde Leistung bei schwankendem oder inkoordiniertem Gang.
- Schmerzäußerungen bei starker Belastung.

Therapie
- Therapeutische Maßnahmen bei jungen Hunden.
- Chirurgische Eingriffe (künstliche Hüftgelenke) bei älteren Hunden.
- Eine Bekämpfung der HD ist nur auf genetischem Wege möglich.

4.2.2. ZAHNANOMALIE

Zu den Formen der Zahnanomalie zählen:

Größere oder geringere Anzahl der Zähne
- Oligodontie
  Fehlen einzelner oder mehrere Zähne.
- Polygodentie
  Der Hund hat mehr als 24 Zähne im Gebiss.

Stellungsfehler
- Mit und ohne Veränderung der Kieferknochen.

Vollständige oder teilweise Störung des Zahndurchbruches
- Retentionsanomalien
  Die Zähne sind nicht oder nur zum Teil durch das Zahnfleisch durchbrochen.

4.2.3. NABELBRUCH

Der genetisch bedingte Nabelbruch stellt eine Hemmungsbildung im Bereich der Bauchmittellinie dar.

Der Nabelbruch besteht aus:
- Bruchsack,
- Bruchinhalt,
- Bruchpforte.

Therapie
- Die operative Beseitigung ist möglich.

4.2.4 Rutendeformation

Eine Rutendeformation ist die Verschmelzung von zwei oder mehreren Rutenwirbeln miteinander oder es kommt zur Sehnenverkürzung im Bereich der Rute.

4.2.5. Zwittrigkeit, Kryptorchismus

- Zwittrigkeit tritt selten auf.
- Beim Kryptorchismus sind die im embryonalen Zustand in der Bauchhöhle liegenden und später an einem Hodenleitband in den Hodensack wandernden Hoden auf ihrer Wegstrecke stecken geblieben.

4.2.6. Verlegte Kanäle

- Fehlende Tränennasenkanäle
  - einseitig oder beidseitig angelegt oder völlig fehlend,
  - meist katarrhalische Lidbindehautentzündung,
  - ständiger Tränenfluss.
- teilweise fehlt der After beim Welpen
  - Enddarm endet blind im Bauchraum, im Beckengewölbe oder unter der Haut,
  - führt in wenigen Tagen zum Tod.

4.2.7. Distraktio asbiti (Wachstumsstörung am Ellenbogen)

Symptome
- unterschiedliches Längenwachstum,
- Abknicken der Gliedmaßen unten am Vorderfußwurzelgelenk,
- wiederholte ellenbogenbedingte Krankheiten,
- schwere Arthrosen (im Alter bei versäumter Behandlung).

Therapie
- operativer Eingriff in den ersten Lebensjahren des Hundes.

4.2.8. Bandscheibenvorfall oder „Dackellähme"

Symptome
- Mühe beim Aufstehen.

- Der Hund verkriecht sich und möchte nicht laufen.
- Zittern.
- Beim Anfassen schreit der Hund auf.
- Das Tier möchte nicht mehr springen.
- Der Hund kann nicht mehr aufstehen und schleift die Hintergliedmaßen nach (hochgradige Fälle).

Therapie
- Anwendung von entzündungshemmenden Medikamenten.
- Konsequente Ruhigstellung des Tieres.
- Operativer Eingriff durch einen erfahrenen Chirurgen (bei direkter Lähmung).

4.2.9. BAUCHSPEICHELDRÜSENENTZÜNDUNG

Bei einer Bauchspeichelentzündung kann die Vererbung eine große Rolle spielen.

Symptome
- Appetitlosigkeit.
- Erbrechen.
- Durchfall.
- Gespannter Bauch.
- Schlechter Allgemeinzustand.

Es besteht kaum eine Aussicht auf Heilung.

4.2.10. SPONDYLARTHROSE (DEGENERATIVER VERKNÖCHERUNG EINES WIRBELGELENKES)

Symptome
- Schwierigkeiten beim Aufstehen.
- Fiepen beim Aufstehen oder Treppensteigen.
- Verweigerung des Aufstehens oder Treppensteigens.
- Schwankender Gang der Hinterhand (schwerer Fall).
- Querschnittslähmung.

Therapie
- Anwendung von entzündungshemmenden Medikamenten.

- Ruhigstellung des Hundes.
- Operativer Eingriff (bei Querschnittslähmung).

4.2.11. CAUDA EQUINA (KOMPRESSIONSSYNDROM)

Es ist eine Komprimierung des Rückenmarkes infolge einer Wirbelverschiebung.

Symptome
- Vermindertes Springen.
- Schmerzen beim Springen oder Treppensteigen.
- Verminderte Rutenspannung (das heißt: Sie wird nicht mehr so hochgetragen).
- Teilweise tritt auch Schwanken in der Hinterhand des Tieres auf.

Therapie
- Operativer Eingriff durch einen erfahrenen Chirurgen.

4.2.12. KREUZBANDRISS

Symptome
- Hochgradiges Lahmgehen nach einer Überlastung.
- Das Knie ist vermehrt geschwollen und dick.

Therapie
- Operation.

4.2.13. PANOSTITIS EOSINOPHILICA (KNOCHENENTZÜNDUNG)

Symptome
- Relativ plötzliche Lahmheit.
- Das Tier ist sehr schmerzempfindlich.

Therapie
- Futterreduktion.
- Anwendung von schmerzlindernden Medikamenten.
- Bewegungseinschränkung.

4.2.14. ISOLIERTE PROCESSUS ANCONEUS ODER PROCESSUS CORONOIDEUS

Es ist eine isolierte Absprengung von der Elle des Tieres.

Symptome
- Gelenkschmerzen
- Ständig wiederholende Lahmheit des Tieres.

Therapie
- Herausnehmen der Knochenteile durch einen operativen Eingriff.

4.3. PARASITEN

Parasiten
oder Schmarotzer bezeichnet man Organismen, die auf oder in ihrem Wirt oder Zwischenwirt schmarotzen, ohne diesen Gegenleistungen gebracht zu haben.

4.3.1. AUSSENPARASITEN

4.3.1.1. Flöhe

Flöhe sind stechend - saugende Ektoparasiten, die sich vornehmlich vom Blut ihres Wirtes ernähren. Sie legen ihre Eier in das Lager des Wirtes (Hund), in Bodenfugen und Ritzen. Sie sind Zwischenwirte von Bandwürmern. Der Hundefloh ist ein halb bis fünf Millimeter langer Sechsbeiner. Sein Körper ist seitlich zusammengedrückt und von hellrotbrauner bis dunkelbrauner Farbe.

Symptome
- Heftiger Juckreiz.
- Ständiges Kratzen.
- Hund wird stark beunruhigt.
- Leistungs- und Ernährungszustand nehmen ab.
- Allergien und Ekzeme bilden sich.

Bekämpfung
- Fell und Lager mit Flohpuder (wie Pedix) einstäuben.

- Seifen und Bademittel nutzen.
- Ggf. vom Tierarzt eine Wurmkur durchführen lassen.

4.3.1.2 Läuse

Läuse sind permanent - stationär, wirtsspezifische und blutsaugende ein-einhalb bis drei Millimeter lange Ektoparasiten. Die bräunlich weißen Parasiten haben einen kurzen gedrungenen Kopf, ein breites Brustsegment und einen eiförmigen Hinterleib. Sie leben und entwickeln sich im Fell des Wirts und ernähren sich von dessen Blut. Die weißen, mit bloßen Augen sichtbaren Nissen heften an den Haaren des Hundes.

Symptome
- Juckreiz (durch Blutsaugen).
- Hautentzündungen.
- Haarausfall.
- Ekzeme.
- Ernährungs- und Leistungsmängel.

Bekämpfung
- Behandlung durch einen Tierarzt.
- Verwendung von ein- bis dreiprozentige Drichlorphon-Lösung zum Waschen bzw. Baden.
- Wiederholung der Behandlung nach zehn bis zwölf Tagen.

4.3.1.3 Haarlinge

Sie besitzen eine äußerliche Ähnlichkeit mit den Läusen. Allerdings haben sie einen breiten Kopf und ein schmales Brustsegment. Die sechs Beine enden in Krallen. Haarlinge leben im Fell des Wirtstieres. Sie bewegen sich sehr rasch, verbeißen sich in der Haut, ernähren sich jedoch von Schuppen, Sekreten und Haarteilen.

Symptome
- Juckreiz (durch Herumkriechen auf der Haut).

Bekämpfung
- Analog wie bei Läusen.

4.3.1.4 Milben

Die Milben untergliedern sich in drei Arten. Es sind die
- Haarbalgmilben
- Räudemilben
- Ohrräudemilben

Haarbalgmilben

Sie werden hervorgerufen durch eine Milbe, die einen lang gestreckten, wurmförmigen Körper mit vier stummelförmigen Beinpaaren besitzt.

Symptome
- Pustel Bildung.
- Haarausfall.
- faltige, entzündete Haut.
- Schuppenbildung.

Bekämpfung
- Durch Vorbeugung wie Behandlung schwierig und langwierig ist.
  - Vitamine und mineralstoffreiche Fütterung.
  - Einhaltung der Normen sachgemäßer Hundeführung.
- Behandlung durch den Tierarzt.

Räudemilben

Sie gehören zur Sarkoptesräude (Krätze), die durch kleine Milben verursacht wird. Die Milbe besitzt vier Beinpaare, ist mit bewaffneten (scharfen) Mundwerkzeugen ausgerüstet und die Oberfläche ist mit nach hinten gerichteten Dornen besetzt.

Symptome
- Starkes Jucken und Haarausfall.
- Rote Flecken, Knötchen und Bläschen.
- Im späteren Verlauf entsteht Krusten- und Faltenbildung der Haut.

Bekämpfung
- Gute Kondition des Hundes.
- Gründliche Haarpflege.

- Beachtung der klimatischen Faktoren.
- Haltungsbedingungen.

Ohrräudemilben

Die mikroskopisch kleinen Ohrmilben sind als kleine weißgraue Gebilde erkennbar. Die achtbeinigen Milben sind mit Borsten besetzt.

Symptome
- Ausgiebige Entzündung des Gehörganges.
- Vereiterungen.

Beseitigung: Putzabfälle sind wegen der bestehenden Gefahr der Verbreitung von Hautparasiten, aus hygienischen Gründen vorschriftsmäßig zu sammeln und zu beseitigen.

Bekämpfung
- Waschung des äußeren Gehörganges mit entzündungshemmenden Mitteln.
- Kontakte zwischen Hund und Katze vermeiden.

4.3.1.5 Zecken

Es gibt mehr als 300 Zecken. Die Bekannteste ist der Holzbock.

Holzböcke (Ixodes ricinus) sind zwei bis vier Millimeter lange, augenlose, achtbeinige Parasiten. Ihr stechend-saugendes Mundwerkzeug sieht Stilett artig aus, ist jedoch mit Widerhaken versehen.
- Im nüchternen Zustand hat der Holzbock einen flachen Organismus.
- Im vollgesogenen Zustand kann der Holzbock bis zu 12 Millimeter lang werden. Der angeschwollene Leib ist dann weißlich-grau bis blass-rot, wachsartig mit glatter Oberfläche und steht als maiskolbenartiges Gebilde von der Haut des Hundes ab, während sich Rüssel und Kopf in die Haut eingegraben haben, sodass infolge der Anschwellung des Leibes auch die Gliedmaßen des Holzbockes kaum sichtbar sind. Bei flüchtiger Betrachtung sieht der Holzbock wie eine Zitze oder Warze aus.

> ### Blut, Lymphe
> kann der Holzbock das Vielfache seines Körpergewichtes (0,4 g Blut) aufnehmen.

Symptome

- Juckreiz (Kratzbewegungen).
- Eiternde Hautentzündungen (wenn der hintere Teil der Zecke vom in der Haut verankerten Kopf abgetrennt wird).

Entfernen des Holzbockes

- Einzelne Zecken
  - Betupfen mit einigen Tropfen Speiseöl, Wundbenzin, Äther oder Nagellackentferner.
  - Einige Minuten warten, bis die Atemöffnung der Zecke verschlossen ist.
  - Vorsichtig durch drehende Bewegung die Zecke entfernen.
- Starker Zeckenbefall
  - Tiere mit einprozentiger Trichlorphonlösung betupfen oder baden.

> ### Achtung!
> Zecken können Borreliose übertragen.

4.3.2. INNENPARASITEN

Innenparasiten des Hundes sind in erster Linie Rund- und Plattwürmer.

4.3.2.1. Plattwürmer

Die gehören zu den Parasiten, bei denen außer den hoch entwickelten Geschlechtsorganen ganze Organsysteme fehlen. Sie nehmen die aufgeschlossenen Nährstoffe über ihre Körperoberfläche auf. Die ausgewachsenen Bandwürmer setzen Glieder ab.

Die wichtigsten Plattwürmer

- Ist der kürbisähnliche Bandwurm (Diphylidium caninum),
- ist der gerändete Bandwurm (Taenia hydatigena),

- ist der gesägte Bandwurm (Taenia piriformis),
- ist der dickhalsige Bandwurm (Taenia taeniaeformuis),
- ist der dreigliedrige Bandwurm (Echinococcus granulosus).

Vorbeugung
- Körperhygiene des Menschen.
- Haltungshygiene des Hundes.
- Beachtung der Futterhygiene.
- Bekämpfung von Zwischenträgern (Schadnagern).

BEKÄMPFUNG

- Die Bandwurmbekämpfung selbst ist nach Anweisung des Tierarztes mit speziellen Präparaten durchzuführen.

4.3.2.2. Rundwürmer

Bei den Rundwürmern gibt es zwei Arten. Es sind die Spul- und Hakenwürmer.

Spulwürmer

Hier kommen am häufigsten vor der Toxocaracanis (Hundebandwurm) und der Toxoscaris leonina (Katzenbandwurm).

Aussehen
- 5 bis 10 cm lang.
- Fadennudelförmig langgedreht.
- häufig am Ende spiralförmig aufgerollt.
- weißgelbliche Farbe.

Symptome bei starkem Wurmbefall
- Abmagerung,
- Durchfall,
- Erbrechen,
- Aufnahme von weniger Nahrung,
- Absetzen von weniger oder keinen Kot,
- Haarkleid wird struppig,
- Schleimhäute sehen durch Blutarmut blasssteingrau aus,

- Bauch erscheint aufgetrieben,
- infolge der Körperwanderung der Wurmlarven kann es zur Lungenentzündung kommen,
- kann bis zum Darmverschluss führen,
- Organschäden hervorrufen.

Vorbeugung
- Einhaltung der Fütterungs- und Haltungshygiene.
- Desinfizierung von Hütten, Zwingern, Futter- und Tränknäpfe sowie Ausrüstungs- und Ausbildungsgegenstände.
- Desinfizierungsmittel
  - heiße Sodalösung,
  - Per Essigsäure,
  - Wofasept – TK (4 %).

Therapie
- Spulwurmkuren nur dann durchführen, wenn auch nachgewiesen ist, dass ein Spulwurmbefall vorliegt.
- Arznei
  - Piavetrin (flüssig Pulver)
  - Piavermit (Humanmedizin Präp.)

Hakenwürmer

Hakenwürmer kommen selten vor.

Aussehen
- Sie sind 9 bis 20 mm lang.
- Träger „bewaffneter Mundwerkzeuge".
- Verfügen über ein bis drei Zähne.

Symptome
- Festsetzen der Hakenwürmer in der Darmschleimhaut.
- Verminderte Leistungsfähigkeit des Hundes.
- Blasse Schleimhaut.
- Blutiger Durchfall.
- Hunde magern ab.
- Bei starkem Befall der Tiere kann es zur Blutarmut kommen.

Infizierung

- Saugakt als Welpe bei der Mutter.
- Durch Kot von infizierten Hunden.

Therapie

- Sehr schwer zu bekämpfen.

Peitschenwürmer

Peitschenwürmer sitzen in der Schleimhaut des Dickdarms und führen bei massivem Befall zur Abmagerung und Darmentzündung mit blutigem Kot. Anstecken kann sich der Hund am Kot infizierte Tiere.

Entwurmung!
Ein erwachsener Hund sollte ein- bis zweimal jährlich entwurmt werden. Die vom Tierarzt empfohlenen Entwurmungsmittel sind genau nach Gebrauchsanweisung anzuwenden.

4.3.3 Kokzidiose

Wird die Kokzidiose bei jungen Hunden nicht behandelt, treten im Alter auf:
- schwere Darmschädigungen
- Entkräftungen
- Blutarmut

Arznei

- Sulfomadin.

4.4. OHRENZWANG (OTITIS)

Ohrenzwang ist die Entzündung eines oder mehrerer Teile des Gehörganges.

Ursachen

- Fehlerhafte Pflege und Haltung (Rassendisposition).

- Vernachlässigung des Ohrenreinigens (Ohrenschmalz, bakterielle Infektion).
- Fremdkörper im Gehörgang.
- Reizende Lösung zum Baden des Hundes genommen.
- Ohrmilben.
- Hautpilz.

Symptome
- Gerötete Gehörgänge.
- Schiefe Kopfhaltung des Hundes.
- Ohren sind trocken - entzündlich, eitrig - suppig oder warzig.
- Kann auch in gemischter Form auftreten.
- Auftretender Juckreiz.
- Kräftiges Kratzen mit Pfoten über das Ohr in Verbindung mit Brummen und Jaulen.
- Eitriges Sekret tritt aus dem Gehörgang.
- Saurer Geruch aus der Ohrmuschel.
- Schüttelnde Kopfbewegung.

Vorbeugende Maßnahmen
- Mit der Häufigkeit des Ohrreinigens muss man sich ganz auf das Tier einstellen:
  - die einen alle 14 Tage,
  - andere wieder nur halbjährlich.
- Reinigungsmittel für die Reinigung des Ohres:
  - Zellstoff und Watte
  - Vasenol- und Paraffinöl
  - Watteträger

Therapie
- Die Behandlung des Ohrenzwanges ist dem Tierarzt zu überlassen.

Beachte!
Die Ohrmuscheln des Hundes sind mit Zeigefinger - Watte zu reinigen. Wattestäbchen sind nur vom Tierarzt zu verwenden.

4.5. EKZEME

Ekzeme sind verschiedene großflächige Entzündungen der oberen Hautschichten. Sie können plötzlich auftreten und sind gekennzeichnet durch:

- Hautschwellungen,
- Hautrötungen,
- Nässe oder Krustenbildung,
- vermehrte Wärme,
- Juckreiz und Schmerzen.

URSACHEN
- Erkrankung innerer Organe oder Organsysteme,
- allergische Ursachen,
- Fütterungsfehler,
- Fehler bei der Pflege des Hundes,
- chemische Einwirkungen,
- Verletzung der Haut,
- rasse- oder familienbedingte Ekzem Neigung.

VORBEUGENDE MASSNAHMEN
- Kauf des Hundes.
- Einhaltung sachgemäße Haltung, Fütterung und Pflege des Hundes.

Kauf des Hundes! Achten auf ein gleichmäßig pigmentiertes Haarkleid und unveränderte Haut (keine Entzündungsherde oder starke Schuppenbildung).

4.6. WEITER KRANKHEITEN

4.6.1. PROSTATAVERGRÖSSERUNG

Ursache
- Alterserscheinungen beim Rüden.

Symptome
- Harnabsatz nicht im kräftigen Strahl (sondern schubweise).
- Gangart der Hinterläufe kann beeinträchtigt sein.

- Hund will sich nicht setzen.
- Hund setzt schwer und mit den Hinterläufen trampelnd Kot ab.

THERAPIE
- Behandlung mit Erfolg durch einen Tierarzt.

4.6.2. ERBRECHEN

- Magenentzündung (besonders im Winter sehr häufig durch „Schnee-fressen".
- der Futterinhalt wird kurz nach der Aufnahme, teilweise aber auch weißer Schaum erbrochen.
- erbrechen auch morgens, ohne das vorher etwas gefressen wurde.
- Infektionserreger
  - Hund erbricht alles, was er frisst und teilweise auch, was er trinkt,
  - Durchfall.

Therapie
- Der Hund ist nicht mehr einzusetzen.
- Tierarzt zurate ziehen.

4.6.3. DURCHFALL

Symptome
- dünner abgesetzter Stuhl,
- Über 38,5 °C Temperatur.
- Austrocknen des Körpers (eine zu geringe Flüssigkeitsresorption).

Therapie
- Hund ist nicht mehr einzusetzen.
- Er ist in einen warmen Zwinger unterzubringen.
- Vorläufiger Futterentzug.
- Verabreichung von viel Wasser (Kamille- oder Fencheltee, wenn es der Hund trinkt). Man sollte Traubenzucker oder Kochsalz mit in das Wasser oder den Tee geben.
- Beim Ausbleiben einer Besserung einen Tierarzt aufsuchen.

4.6.4. Verstopfung

Verstopfungen können unterschiedliche Ursachen haben, diese gehen von der Koprostase bis zur Afterverklebung.

Therapie
- In leichten Fällen, das Füttern von Knochen sofort absetzen.
- Kleine Portionen mit Paraffinöl füttern bzw. Einlauf über After mit Paraffinöl (Klistier).
- Hund viel bewegen.
- Bei ausbleibender Besserung einen Tierarzt hinzuziehen.

5. JÄHRLICHER TIERARZTBESUCH

Der jährliche Tierarztbesuch dient nicht nur zum Heilen, sondern auch für die Vorbeugung und für die Feststellung des Gesundheitszustandes des Hundes. Gleichzeitig sollte dieser Zeitpunkt auch für die fristgerechte Impfung des Hundes genutzt werden. Ebenfalls können Fragen geklärt werden zu allen Dingen, die im Umgang mit dem Hund Sorgen bereiten könnten.

5.1. AUFGABEN DER ROUTINEUNTERSUCHUNGEN

- Feststellung auch geringer Veränderungen im Gesundheitszustand des Hundes.
- Gewährleistung des entsprechenden Impfschutzes.
- Ansprechen von ungewöhnlichen Verhaltensweisen des Hundes.
- Problem Floh- und Zeckenkontrolle ansprechen.
- Bei der Feststellung von Bandwürmern, die beste Behandlungsart empfehlen lassen.
- Gründliche Untersuchung der Zähne des Hundes und wenn notwendig, die Empfehlung einer Zahnreinigung.
- Besprechung von Problemen bei älteren Hunden, wie z.B.
  - Probleme des Organsystems,
  - Osteoarthritis,
  - Verlust des Seh- und Hörvermögens,
  - Gedächtnisschwund oder Demenz.

Zum Glück lassen sich viele gesundheitliche Probleme mit medizinischer Hilfe oder einfacher Veränderung in der Lebensart des Hundes beheben.

5.2. IMPFUNGEN

Regelmäßig vorgenommene Impfungen bieten Hunden einen langfristigen anhaltenden Schutz vor durch Viren hervorgerufenen schweren und manchmal tödlichen Krankheiten.

5.2.1. IMPFUNGEN GEGEN (EMPFOHLEN):

Hundestaupe
Ein hoch ansteckender Virus, dass die Atemwege, das gastrointestinale sowie Nervensystem befällt.

Ansteckende Hundehepatitis
Diese Viruserkrankung betrifft die Leber, Nieren und die entlang der Blutgefäße liegenden Zellen und rufen hohes Fieber, Durst, Appetitmangel, Bauchschmerzen, Leberschäden und Blutungen hervor.

Parvovirose
Eine häufige, jedoch tödliche Virusinfektion, die unter anderem keine Symptome aufweisen, sich aber durch schweren Durchfall, Fieber und Erbrechen bemerkbar machen kann.

Leptospirose
Eine Bakterienart, welche die Nieren und Leber betrifft.

Parainfluenza-Virus (Bordatellen)
Als eine Ursache des „Zwingerhustens" ist dieses Virus hoch ansteckend und befällt die Atemwege.

5.2.2. ZEITPUNKTE FÜR DIE IMPFUNGEN

- Bei Welpen im Alter zwischen acht und zehn Monaten.
- Nach einem Jahr eine Wiederauffrischung der Impfungen.
- Gegen Hundestaupe im Alter von acht bis zehn Wochen, gefolgt von Wiederaufrischungsimpfungen.

- Gegen ansteckende Hundehepatitis erfolgt die erste Impfung der beginnenden Serie mit der achten Woche.
- Gegen den Parvovirus erfolgt die Impfserie im Alter von acht bis zwanzig Wochen, gefolgt von Wiederauffrischungsimpfungen.
- Der Zeitpunkt für die Leptospirose ist eine mit acht Wochen beginnende Serie, gefolgt von Widerauffrischungsimpfungen.
- Die Impfung gegen die Parainfluenza beginnt im Alter von acht Wochen, gefolgt von Wiederauffrischungsimpfungen.

Übrigens besteht die Möglichkeit, dass die zu verabreichenden Impfstoffe mit anderen Impfstoffen kombiniert werden können.

5.3. Zeitraum für die Routineuntersuchungen

- Idealfall mindestens einmal jährlich zum Untersuchungstermin.
- Ältere Hunde oder Tiere mit bestimmten medizinischen Bedürfnissen häufiger.

Beachte! Vorbeugung ist die beste Medizin.

Man sollte mit einem Tierarztbesuch nicht warten, bis es offensichtlich wird, dass der Hund medizinische Hilfe benötigt.

6. Medikamente

Drontal Plus	gegen Würmer (Rund- und Bandwurmmittel)
Bauminth Suspension	gegen Bandwürmer
Jossalind Spray	gegen Hautabschürfungen, Gewebeschäden
Deflamol	gegen Hautabschürfungen, Gewebeschäden
Violett (Aurcomycin) Spray	gegen Hautabschürfungen, Gewebeschäden
Pruritus Lotion N	gegen bakterielle und allergische Hautschädigungen

Zecken-, Floh-Zerstäuber (von beaphor) Ohrenreiniger für Tiere (cp Pharma)	gegen Zecken und Flöhe
Surulan	gegen Ohr- und Hautinfektionen
Tiguron 20 G	gegen Zecken und Flöhe
Alcin	flüssiger Plastikschutz für Pfoten und Wunden (ballen).
Hansaplast	Sprühpflaster
Antridog N	Schmerzmittel
Panoevel Salbe	gegen Entzündungen zwischen den Zehen.
Teta S	schnellwirkendes Flächendesinfektionsmittel
Pb incidien	Desinfektionsmittel (mit Gummihandschuhen und Schutzbrille arbeiten).
Biotin Ad_b Eoral	nach Wurmkuren
Diarkan	gegen Durchfall

7. REIKI - HEILENDE HÄNDE FÜR DEN HUND

Reiki (sprich: Ree-Kii) ist eine sehr alte Heilmethode, die schon vor über 2.500 Jahren in den alten Sanskrit-Sutras erwähnt wurde. Reiki wurde im 19. Jahrhundert von Dr. Mikao Usui, einem Mönch aus Japan, wiederentdeckt und ist eine Methode zur Verbesserung der Selbstheilungskräfte von Körper, Geist und Seele.

Reiki heißt übersetzt universelle Lebensenergie. Es ist die unerschöpfliche endlose Energie, die das Universum füllt und alles am Leben erhält.

7.1. POSITIVE EIGENSCHAFTEN

> Wie der Mensch haben auch die Hunde eine Seele und deshalb sind häufig, wie bei Menschen seelische Ursachen für eine Vielzahl von Erkrankungen verantwortlich.

- Reiki löst Blockaden im körperlichen und geistigen Bereich und fördert die totale Entspannung.
- Reiki kräftigt Körper, Seele und Geist.
- Reiki fördert die Selbstheilung.
- Reiki wirkt prophylaktisch.
- Reiki gleicht den Energiefluss aus.
- Reiki reinigt von Giften.
- Reiki fließt in unbegrenzter Qualität und Quantität.
- Reiki stellt Harmonie und geistiges Wohlbefinden wieder her.
- Reiki ist ein Weg zurück zur Berührung, weg von der Isolation und Einsamkeit.
- Reiki fließt dorthin, wo sie am meisten benötigt wird, weil sie disharmonische Strukturen von selbst findet.
- Reiki wirkt auch dann, wenn der Behandelte nicht an die Wirkung glaubt.
- Reiki wirkt auch bei Tieren und Pflanzen.
- Reiki kann eine Krankheit verhindern.

7.2. REIKI-ANWENDUNG BEI HUNDEN

Reiki ist für die Hunde (und anderen Tieren) genauso gut wie für den Menschen. Im Gegenteil die Tiere neigen dazu leichter auf Reiki anzusprechen als Menschen. Sie haben oft ein dynamischeres Energiesystem und bessere Wiederherstellungskräfte. Ferner haben sie weniger Stress, keine inneren geistigen Blockaden und eine geringere Sabotageneigung für das eigene Wohl.

- Gerade Tiere, insbesondere Hunde sind für Reiki offen, weil sie nicht über ein Bewusstsein verfügen, welches Reiki ablehnen kann.
- Hunde sind sehr sensibel, was Energie betrifft. Hunde spüren oft schon Stunden vor dem Ereignis, dass etwas kommt, z.B. Gewitter oder Unwetter.

Während man bei Menschen grundsätzlich davon ausgehen kann, dass der *„Placebo-Effekt"* eine Rolle spielen kann, werden die Hunde noch nie von Reiki gehört haben, noch werden sie daran *„glauben"*. Trotzdem sind die Effekte mehrere Reiki Behandlungen auch bei ihnen sehr deutlich sichtbar.

MÖGLICHE EINSATZGEBIETE
- Linderung von Schmerzen bei akuten oder chronischen Beschwerden.
- Bessere Versorgung des Körpers mit Lebenskraft, insbesondere der Zellen, Muskeln, Organe.
- Stärkung des Immunsystems.
- Stärkung der Selbstheilungskräfte und schneller Genesung.
- Innere Ruhe und Gelassenheit.
  - Während einer Trennung.
  - Nicht allein bleiben können.
  - Nervosität, Angst vor bestimmten Dingen.
  - Menschen,
  - andere Tiere,
  - Geräusche,
  - Autofahren usw.
  - Wechsel des Besitzers.
- Wiederherstellung von Harmonie und Wohlbefinden.
- Freier Fluss von Energie- und Gefühlsblockaden.
- Kann in die Hundeerziehung einbezogen werden, denn
  - ein unruhiger Hund kann wesentlich ruhiger werden,
  - ein ängstlicher Hund kann etwas souveräner werde.
- Nachlassende Kraft im Alter.
- Sterbe- und Trauerbegleitung.

WAS KANN REIKI NICHT?
- Einen artgerechten Umgang mit dem Hund ersetzen.
- Ersetzt auch keinen Tierarztbesuch.

Reiki ist wissenschaftlich umstritten und wird von der Lehrmedizin nicht anerkannt.

- Am Anfang etwas scheu, auf die, für sie unbekannte Energie.
- Nach kurzer Zeit kommen selbst ängstliche Hunde auf den Reiki-Gebenden zu, um sich behandeln zu lassen.
- Der Hund kann sich immer wieder wenden und drehen, um zu zeigen, wo die Hand aufgelegt werden soll.
- Hände auf den Augen mag der Hund nicht.
- Der Hund hat die Behandlung gerne an den Oberschenkeln und im Bauchbereich.
- Hat er genug Energie getankt, steht der Hund auf und geht weg.

> Reiki ersetzt nicht den Tierarzt oder Tierheilpraktiker, sondern ist eine begleitende Maßnahme bei Erkrankungen.

7.3. WER KANN REIKI ANWENDEN?

Der Reiki-Grad I ist die Grundlage für alle weiteren Reiki Systeme und kann von jedem Menschen erlernt werden. Reiki ist keine Religion oder Glaubenssystem.
Es ist absolut neutral.
Reiki sollte von einer Person durchgeführt werden, die bereits in einen Reiki-Grad eingeweiht ist. Die Anwendung dauert in der Regel 15 bis 30 Minuten.

- Bei körperlichen oder seelischen Schäden, ruhig täglich 1 Stunde.
- Stark verstörte Hunde empfiehlt sich eine Fernbehandlung (ab 2. Grad möglich).

Die Kosten können unterschiedlich sein. Es ist empfehlenswert, im Voraus sich über die Behandlungskosten zu erkundigen.
Bei der Behandlung eines Hundes sollte der Halter immer bei seinem Hund sein, damit er die Reaktionen seines Tieres genau beobachten und dem Tier die nötige Sicherheit geben kann.

IV.
ERSTE HILFE BEI VERLETZUNGEN VON HUNDEN
(MITTEL UND MÖGLICHKEITEN)

Ernste Unfälle und Notfälle treten beim Hund recht selten auf. Bei folgenden Situationen können jedoch Unfälle auftreten:
* Abortieren des Hundes.
* Futtereinnahme durch den Hund.
* Schutzdienst mit dem Hund.
* Bei erworbenen Unarten des Hundes (z.B. Umherschleppen und Spielen mit dem Futtergefäß, zernagen von Holzteilen).
* Ausbildung des Hundes (insbesondere bei der Unterordnung).
* Transport des Hundes.

Die Verletzungen können durch Biss-, Schnitt-, Quetsch-, Stich-, Hieb- und Schießeinwirkungen einzeln oder gekoppelt auftreten.
Bei Unfällen treten in der Regel zwei Arten von Verletzungen auf.

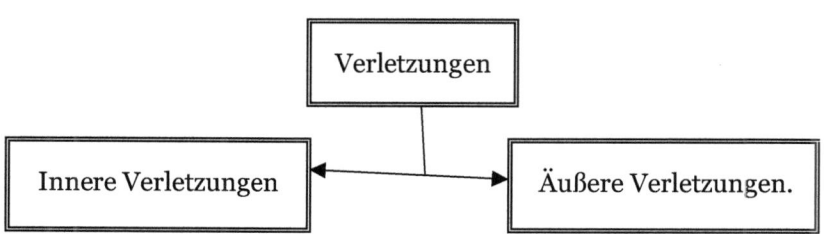

1. ZIEL DER ERSTEN HILFE

Durchführung von Sofortmaßnahmen unmittelbar nach der Schädigung des Hundes, um seine Schmerzen zu lindern und sogar, wenn notwendig sein Leben zu retten. Die Sofortmaßnahmen schaffen die Voraussetzung für
* den Transport des Hundes
* die anschließende Behandlung des Hundes durch den Tierarzt.

2. REIHENFOLGE DER HILFSMASSNAHMEN

Beachtung der Reihenfolge bei der
ERSTEN-HILFE-LEISTUNG
(Schwere und die Art der Verletzung)

1. Schwere Blutungen,
2. Verlegung der Atemwege oder
3. Atemstillstand,
4. Bewusstlosigkeit
danach
5. Puls fühlen,
6. suchen nach Wunde, Knochenbrüche, andere Verletzungen.

- Ruhe bewahren!
- Erkennen, was geschehen ist!
- Welche Gefahr droht?
- Bei einem Verkehrsunfall den Hund sofort anleinen!
- Feststellung des Erstzustandes, durch gutes Beobachten!
- Feststellen des Ausmaßes der Verletzungen (schwere Blutungen, Verlegung der Atemwege oder Atemstillstand, Bewusstlosigkeit)!
- Wenn notwendig lebensrettende Sofortmaßnahmen anwenden!
- Verhinderung einer Verschlimmerung der Verletzung oder erneute Verletzung des Hundes!
- Betreuung des Hundes!
- Sofort den Tierarzt verständigen (jeder verunfallte Hund sollte von einem Tierarzt untersucht und die nächsten 24 Std. überwacht werden)!
- Transport zum Tierarzt!

3. Erste-Hilfe-Ausrüstung

Aus den folgenden Mitteln kann ein Erster-Hilfe-Kasten zusammengestellt werden:

- Binden, Zellstoff, Watte, Gaze, sterile Tupfer
- Klebbinden
- Ankerplast
- Fieberthermometer
- Zeckenzange
- Pinzette
- Schere,
- Antiseptische Salbe
- Wund Desinfizientien (Sepso, Jodtinktur, dreiprozentiges Wasserstoffperoxid)

Es kann aber auch der Verbandskasten des Autos genutzt werden.

4. Sofortmassnahmen zur Feststellung des Ausmasses der Verletzungen

4.1. Kontrolle der Atmung

- Brustkorb beobachten, ob der Hund noch atmet (Normal 20-30 Atemzüge pro Minute).
- Nach einem Unfall ist die Atmung oft schneller.
- Verdacht auf eine Verletzung des Zwerchfells des Hundes bei kurzem Einatmen, gefolgt von gepresstem Ausatmen.

4.2. Reflexkontrolle

- Hornhautreflex
  - Mit dem Finger sanft die Augenwinkel bei der Nase des Hundes berühren.
  - Ist der Hund bei Bewusstsein blinzelt er automatisch.
- Lichtreflex
  - Mit der Taschenlampe in die Augen des Hundes leuchten.
  - Pupillen ziehen sich zusammen - es kann Herzstillstand eingetreten sein.

- Pupillen sind bereits verengt - es kann ein Hirnschaden eingetreten sein.
- Fußreflex
  - Den Hund in eine Zehe oder in die Zwischenzehenhaut kneifen.
  - Reagiert er nicht, ist der Hund tief bewusstlos oder sein Herz steht still.
  - Zieht er die Pfote zurück, ist der Hund nur leicht bewusstlos.

4.3. KONTROLLE DES KREISLAUFES

> Herzrhythmus!
> großer Hund - 50 bis 90 Schläge in der Minute
> kleiner Hund - bis zu 150 Schläge in der Minute

- Pulsschlag: An der Innenfläche des hinteren Oberschenkels ist der Puls zu fühlen.
- Herzschlag: Durch festes Auflegen der Hand auf die Brust des Hundes direkt hinter den Ellenbogen kann der Herzschlag kontrolliert werden.

4.4. KONTROLLE DES ZAHNFLEISCHES

Der Hund atmet normal, ist aber bewusstlos. Mit dem Finger auf sein Zahnfleisch drücken. Fließt das Blut nicht sofort zurück beim Wegziehen des Fingers, kann eine schwere innere Blutung vorliegen.

> Vorbeugen ist immer besser als heilen!
> Deshalb achte darauf, dass der Hund richtig erzogen wird und ständig unter Kontrolle ist. Das Beherrschen der Hundesprache ist ein wichtiger Faktor hierbei.

5. TRANSPORT DES VERLETZTEN HUNDES

- Achten auf offensichtliche Anzeichen einer Verletzung, wie eine Blutung oder verdrehte Gliedmaßen.
- Bei einem Verkehrsunfall, eine zweite Person den Verkehr regeln lassen.

- Transport des Hundes
  - Eine Decke hinter dem Rücken des Hundes ausbreiten.
  - Mit festem Griff den Hund an der Nackenhaut und über die Hüfte packen und auf die Decke ziehen.
  - Mit der Decke den Hund aus dem Gefahrenbereich ziehen.
- Bei Verdacht auf eine Wirbelsäulenfraktur (Hund kann hinten nicht aufstehen und die Gliedmaßen sind trotz Bewusstsein erschlafft) den Hund auf einem Brett oder ähnlichen transportieren.
- Den Hund nicht mehr als notwendig bewegen. Die Decke als Trage nutzen und den Hund schnellstens mit dem Auto zum Tierarzt bringen.
- Bei offensichtlichen Schmerzen des Hundes einen improvisierten Maulkorb anlegen.

Vorsicht!
Die Berührung der offensichtlichen Verletzungen vermeiden.

- Befindet sich der Hund nicht mehr in der Gefahrenzone, eine sorgfältige Untersuchung durchführen.
- Jedes Gliedmaß behutsam betasten, um festzustellen, ob Knochen und Gelenk gebrochen oder ausgerenkt sind (Beine so wenig wie möglich bewegen).

6. Erste - Hilfe - Massnahmen

- Der Hund atmet nicht mehr, mit der künstlichen Atmung beginnen!
- Bei Herzstillstand des Hundes, mit der Herzmassage beginnen!
- Äußere Verletzungen - schwere Blutungen, stoppen durch einen Wundverband!
- Gebrochene Glieder, Maßnahmen nur im unteren Teil der Läufe, der Wirbelsäule und der Rute angebracht. Ansonsten in Ruhe lassen!
- Innere Verletzungen, nach Möglichkeit liegend und erschütterungsfrei sofort zur tierärztlichen Versorgung bringen!

6.1. Wiederbelebung

Die Atmung und der Herzschlag können aussetzen bei
- einem Verkehrsunfall,

- einen Stromschlag,
- einer Vergiftung,
- beim Ertrinken,
- einem Schock.

Die Notwendigkeit der Wiederbelebung ergibt sich aus der Tatsache, dass beim Aussetzen der Atmung und Herzschlag nicht genügend sauerstoffreiches Blut zum Gehirn des Hundes gelangt. Durch diese ungenügende Versorgung des Gehirns treten Hirnschäden auf.

Während der Hund wiederbelebt wird, ist es angebracht gleichzeitig den Tierarzt verständigen zulassen.

6.1.1. KÜNSTLICHE BEATMUNG

- Herzschlag überprüfen
  - Hand fest auf die Brust direkt hinter den Ellenbogen drücken
  - oder Ohr fest auf die Brust des Hundes legen.
- Kopf des auf der Seite liegenden Hundes nach vorn ziehen. Mund des Hundes säubern und dessen Zunge nach außen ziehen.
- Hals des Hundes gerade halten. Beide Hände wie ein Trichter um die Nase des Hundes legen,
  - ca. 3 Sekunden in seine Nasenlöcher blasen, um die Lunge zu füllen (Brustkorb muss sich heben),
  - 2 Sekunden warten,
  - erneut 3 Sekunden blasen.

Bei Herzschlag
Mund zu Nase Beatmung!

Kein Herzschlag
sofort mit der Herzmassage beginnen!

- Ständig vom Herzschlag des Hundes überzeugen. Solange das Herz schlägt mit der Beatmung fortfahren, bis der Hund selbstständig wieder atmet. Setzt der Herzschlag aus sofort mit der Herzmassage beginnen.

6.1.2. HERZMASSAGE

- Eine Hand flach auf die Brust des Hundes, direkt hinter seinen linken Ellenbogen legen. Die andere darüber legen. Jetzt beide Hände kräftig nach unten und nach vorn, in Richtung des Kopfes drücken. Dies *sechsmal* im Abstand von je *einer Sekunde* wiederholen.
- Nach *sechs Herzmassagen*, die *„Mund zu Nase Beatmung"* durchführen. Mit der Herzmassage und Beatmung ständig wechseln, bis das Herz wieder schlägt.
- Wiederbelebung erst dann abbrechen, wenn kein Herzschlag mehr festzustellen ist, auch nicht der Schwächste.

Beachte!
Man fühlt den Puls mit zwei Fingern an der Innenseite des Hinterbeins - weit oben, etwa in der Mitte.

6.1.3. ERTRINKEN

- Maul entleeren und die Luftwege des Hundes freimachen.
- Kleine Hunde oberhalb Fersengelenk erfassen und hochheben. Den bewusstlosen Hund leicht schütteln, damit möglichst viel Wasser aus seiner Lunge herausfließt. Wenn nicht, den Hund auf die Seite legen und mit der Beatmung beginnen.
- Große Hunde auf die Seite legen, den Kopf dabei möglichst tief. Dann die Hinterbeine ca. 30 Sekunden lang hochheben, damit viel verschlucktes Wasser aus der Lunge abfließen kann. Danach mit der Beatmung beginnen, bis der Hund nach Luft schnappt.

6.1.4. SCHOCK / KOLLAPS

- Ein Schock tritt ein, wenn der Kreislauf versagt. Dies kann sich sogar noch Stunden nach einem Unfall ereignen. Der Hund wird schwach, seine Atmung und sein Puls beschleunigt sich, und er fühlt sich kalt an.
- Wenn der Schock nicht von einem Hitzestau herrührt, den Hund lose in eine Decke wickeln.

- Bei Bewusstlosigkeit, wenn notwendig die „Mund zu Nase Beatmung" durchführen.

6.2. WUNDVERBÄNDE

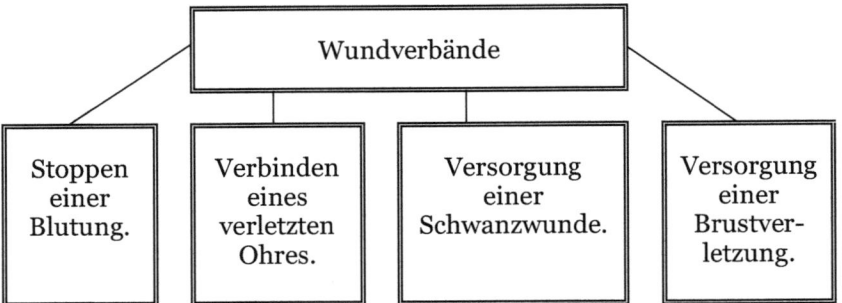

6.2.1. STOPPEN EINER BLUTUNG

Spritzendes Blut weist auf eine durchtrennte Arterie hin. Schwächere Blutungen werden von Venen und kleinen Blutgefäßen verursacht.
- Erste - Hilfe - Maßnahmen
  - Tierarzt verständigen lassen durch eine zweite Person.
  - Mit kaltem Wasser benetzten Gazetupfer auf die Wunde legen (keine Watte).
  - Wunde mit adhäsiven, saugfähigen Tupfern bedecken und verbinden.
  - *Bei spritzendem Blut* fester und konstanter Druck auf die blutende Stelle, bis zum Tierarzt.
  - *Bei schwächerer Blutung* fest darauf gedrückte Gazetupfer verbinden.

6.2.2. VERBINDEN EINES VERLETZTEN OHRES

Verletzungen des Ohres sind in der Regel Biss-, Riss-, Kratz- und Schnittwunden.
- Erste - Hilfe - Maßnahmen
  - Hund beruhigen und Wunde reinigen.
  - Tupfer auf die Wunde legen.

- Ohr verbinden, dabei die Binde solange um den Kopf wickeln, bis das Ohr richtig festgebunden ist. Bei der Anlegung des Verbandes darauf achten, dass die Luftröhre nicht zugeschnürt wird.
- Wenn die Notwendigkeit besteht, einen Halskragen umlegen.

6.2.3. VERSORGUNG EINER SCHWANZWUNDE

Die Versorgung des Schwanzes kann ähnlichen Charakter aufweisen, wie die Verletzung des Ohres.
- Erste - Hilfe - Maßnahmen
  - Wunde desinfizieren und einen nicht klebenden Verband anlegen. Die Binde vom Schwanzende in Richtung des Körpers wickeln, dabei die Haare umwickeln.
  - Anschließend den Schwanz des Hundes, wenn er lang genug ist, am Hundekörper festbinden, aber nicht zu fest.

6.2.4. VERSORGUNG EINER BRUSTVERLETZUNG

Äußere Blutungen sind sofort ersichtlich, aber innere Blutungen sind gefährlicher, weil sie unsichtbar sind.
- Symptome für innere Blutungen
  - Der Hund wird plötzlich blass und lethargisch (z.B. nach einem schweren Sturz).
  - Erbrechen.
  - Harnfluss.
  - Kotabsatz (eventuell blutig).
  - Schnelles Auftreiben im Bereich des Bauches.
  - Flache sowie hochfrequente Atmung.
- Erste – Hilfe – Maßnahmen
  - Innere Blutungen
    - ✓ Den Hund ruhigstellen und sofort durch einen Tierarzt untersuchen lassen.
  - Äußerliche Blutungen
    - ✓ Bauchwunden zuerst mit klarem Wasser säubern.
    - ✓ Provisorischen Verband mithilfe eines Handtuches oder eines Kissenbezuges anlegen.
    - ✓ Sofort zum Tierarzt.

6.3. ERSTICKEN

Zum Entfernen von Zweigen und Knochensplitter, die sich zwischen den großen Zähnen des Oberkiefers verkeilt haben oder im Rachen stecken geblieben sind, braucht man eine weitere Person. Während die eine Person den Hund festhält, öffnet die andere das Maul des Hundes.

Vorsicht!
Finger nicht in den Rachen des Hundes stecken - erhöhte Bissgefahr.

Bei geöffnetem Hundemaul den Gegenstand mit einer abgerundeten Pinzette oder einer Zange entfernen.

Vorbeugung ist besser als heilen, deswegen besteht das Verbot:
- der Verfütterung von Kaninchen- und Hühnerknochen.
- der Verfütterung von Knochenfischen.

6.4. VERGIFTUNGEN

Gift kann durch die Hunde aufgenommen, eingeatmet oder gefressen werden. Wegen ihres neugierigen Wesens vergiften sich die Hunde, indem sie Gift fresse.
Vergiftungen als solche, wegen der Ähnlichkeit mit verschiedenen regulären Krankheiten, zu erkennen ist oft nicht leicht.
Vergiftungen können auftreten durch Kontaktgifte bzw. aus Unachtsamkeit.

6.4.1. KONTAKTGIFTE (Z.B. FARBE)

- mit Vaseline aufweichen,
- mit Substanzen aufweichen, die auch auf menschlicher Haut anwendbar sind,
- stark beschmutzte oder verfilzte Haare wegschneiden,
- Stellen mit Hunde- oder Babyshampoo waschen,
- Stellen gründlich ausspülen.

6.4.2. VERGIFTUNG DURCH UNACHTSAMKEIT

- Alle möglichen toxischen Substanzen außer Reichweite des Hundes
  aufbewahren.
- Vergiftungssymptome können sein
  - starkes Erbrechen,
  - Durchfall,
  - Kollaps,
  - Krämpfe,
  - Koma.
- Ist der Hund bewusstlos, mit der Probe des eingenommenen Giftes
  sofort zum Tierarzt bringen.
- Wird der Hund beim Gift fressen erwischt, festhalten und Giftart so-
  fort feststellen. Mit Tierarzt Verbindung aufnehmen.
- Hund, wenn angebracht, ein Brechmittel geben (etwas Salzwasser).

Vergiftungssymptome!
Mit Sicherheit kann auf eine Vergiftung geschlossen werden, wenn
der Hund ganz urplötzlich ohne vorherige Anzeichen akut erkrankt.

Scharfe Gifte	Narkotische Gifte	Metallische Gifte
Angst, Unruhe, Winseln, Geifern, Erbrechen mit krankhaftem Zusammenziehen des Halses, Durchfall, Stark beschleunigter, Krämpfe, stierer Blick völlige Lähmung.	Erweiterung der Pupillen, stierer Blick, starke Verminderung der Hör- und Sehleistungen, schwankender Gang, Bewusstlosigkeit, Krämpfe.	Erbrechen, Würgen, großer Durst, heftiger Verfall der Kräfte unter Leibschmerzen, blaue Schleimhäute.

> **Beachte!** Hunde nur zum Erbrechen bringen:
> - wenn er das Gift innerhalb der letzten Stunden eingenommen hat,
> - wenn er bei Bewusstsein und lebhaft ist und
> - dass er keine ätzenden und reizenden Substanzen aufgenommen hat.

6.5. BISSE UND STICHE

Hundebisse erfolgen meist im Genick, im Gesicht, an den Ohren und an der Brust. Durch Eckzähne verursachte Löcher unter der Haut sehen einfach und sauber aus, aber unter der Haut entstehen oft größere Schäden.

Giftspinnen beißen selten Hunde, er kann aber durch andere Tiere gebissen oder gestochen werden. Welpen sind besonders empfindlich gegen Bisse und Stiche vor allem zwischen den Zehen.

Selbst Stachelschwein- oder Igelstacheln können sehr schmerzhaft sein, wenn sie in der Haut des Hundes stecken bleiben.

6.5.1. HUNDEBISSE

Vorsicht beim Eingreifen in einem Hundekampf, die Beißgefahr ist besonders groß. Um Hunde auseinander zubringen können folgende Möglichkeiten genutzt werden:
- Kaltwasserstrahl aus einem Gartenschlauch.
- Wasser aus dem Eimer.
- Sprühflasche mit kaltem Wasser.

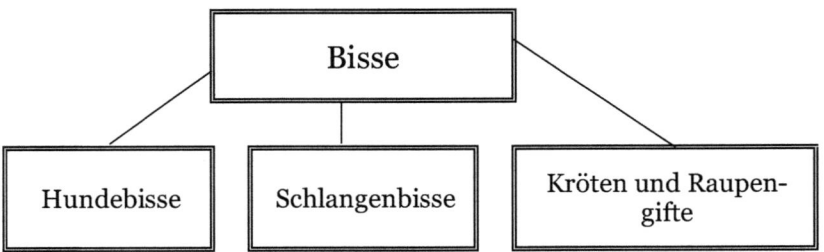

Erste - Hilfe - Maßnahmen

- Bissstelle
  - Haare abschneiden.
  - Mit warmen Wasser baden.
  - Mit mildem Desinfektionsmittel behandeln.
  - Die der Wunde umgebende Haare mit Vaseline bestreichen, damit sie nicht in die Wunde gelangen.
- Wenn die Haut durchlocht ist, macht sich die Behandlung durch einen Tierarzt erforderlich (eventuell Behandlung mit Antibiotika).
- Die Verletzung ist blutunterlaufen, wobei tiefe, offene Verletzungen unter Umständen genäht werden müssen.
- Dagegen braucht man, wenn die Haut nur zerkratzt ist, etwas Wundsalbe auf die entsprechende Stelle reiben.

6.5.2. Schlangenbisse

Schlangenbisse sind durch die zweipunktförmigen Bisswunden meistens am Kopf oder am Bein des Hundes zu erkennen. Vergiftungssymptome können sein:

- zittern,
- aufgeregt,
- torkeln,
- erbrechen,
- geweitete Pupillen,
- kollabieren,
- starke Schwellungen.

Erste - Hilfe - Maßnahmen

- Hund beruhigen.
- Schonen der betroffenen Gliedmaßen.
- Eisbeutel auf die Wunde legen.
- Verband anlegen (über den Eisbeutel).
- Hund sofort zum Tierarzt bringen (Möglichkeit des injizieren eines Gegenmittels).

6.5.3. KRÖTEN- UND RATTENGIFT

Juckreiz, Rötungen und Schwellungen sind Anzeichen dafür, dass der Hund möglicherweise Kontakt mit Kröten- oder Rattengift hatte.

<u>ERSTE - HILFE — MASSNAHMEN</u>
- Kaltwasserspülung,
- Ideal für Maulspülung sind Sprühflaschen.
- Hat der Hund Beschwerden den Tierarzt aufsuchen.

<u>Beachte!</u> Der Hund sollte das Sprühwasser nicht trinken.

6.5.4. STICHE

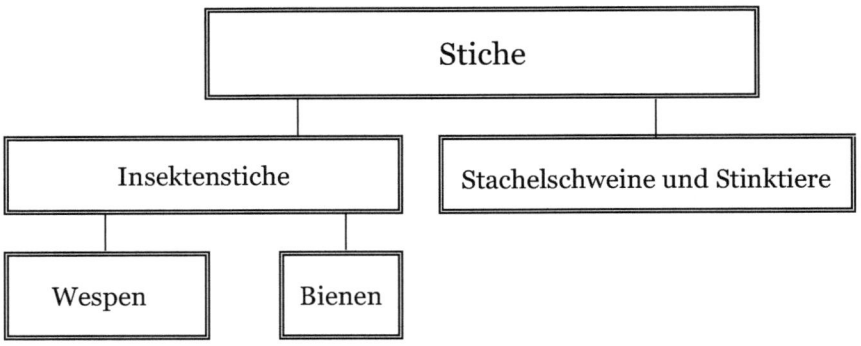

6.5.4.1. Wespenstiche

- Verursachen Schmerzen und Schwellungen.
- Viele Hunde reagieren allergisch.

Erste - Hilfe - Maßnahmen
- Beim plötzlichen Anschwellen der Maulhöhle oder der Rachen Atemwege freihalten.
- Dringende tierärztliche Hilfe ist erforderlich.

6.5.4.2. Bienenstich

- Hinterlassen eines Stachels in der Haut des Hundes.

Erste - Hilfe - Maßnahmen
- Mithilfe einer Pinzette und eines Vergrößerungsglases den Stachel entfernen.
- Eiskompresse kann abschwellend wirken.

6.5.4.3. Stachelschwein und Stinktier

Stachelschwein- und Igelstacheln bleiben in der Haut des Hundes stecken und das Stinktier verbreitet einen penetranten Geruch.

Erste - Hilfe - Maßnahmen
- Stacheln mithilfe einer Zange entfernen (am besten beim Tierarzt).
- Penetranter Geruch des Stinktiers mit Spezialprodukten neutralisieren.

Hausmittel!

Hund mit Tomatensaft oder Mundwasser besprühen.
Danach den Hund gründlich mit Hundeshampoo waschen.

6.6. TEMPERATURBEDINGTE VERLETZUNGEN

Hunde können nicht schwitzen, um ihre Körpertemperatur zu senken, da sie keine Schweißdrüsen besitzen. Sie können hecheln. Bei heißem Wetter und ohne Durchlüftung steigt die Körpertemperatur des Hundes rasch auf 43 °C. Wenn nichts dagegen unternommen wird, kocht der Hund sich buchstäblich zu Tode. Der Tod durch Hitzestau ist eine der häufigsten vermeidbaren Todesursachen des Hundes.

Erfrierungen (Frostbeulen) kommen meist an den Extremitäten vor, nachdem der Hund Temperaturen unter null Grad ausgesetzt wurde, insbesondere bei windigem Wetter.

Unterkühlungen können nach einem Schock, nach einer Narkose und bei neugeborenen Welpen auftreten.

6.6.1. Hitzestau

Zur Überhitzung der Hunde kann es kommen:
- Im Sommer.
- Bei Hunden, die in sehr warmen Räumen oder Gebäuden untergebracht sind.
- Bei plötzlicher territorialer Umsetzung von Hunden (Hundeexport).
- Stagnation der Wärmebestrahlung durch äußere Einflüsse (zu enger und schlecht belüfteter Transportbehälter).
- Durch direkte Hitzeeinwirkung (begrenzte oder totale Verbrennung).

Symptome
- Hochfrequentierte Atmung (rasches Hecheln).
- Verstärkter Speichelfluss.
- Stark gerötete Schleimhäute des Fangs und der Augen.
- Der Hund wird nach wenigen Minuten schwach und kollabiert, immer noch hechelnd.

Erste - Hilfe - Maßnahmen
- Den Hund so schnell wie möglich aus der heißen Umgebung nehmen.
- Das Maul des Hundes von Speichel reinigen (Atmung erleichtern).
- Gesicht mit einem Schwamm und kaltem Wasser abwischen.
- Nach Möglichkeit den Hund in kaltes Wasser tauchen.
- Oder den Hund in kalte, nasse Tücher wickeln. Über die Tücher immer wieder kaltes Wasser gießen, um zu verhindern, dass sie sich erwärmen.

<u>Vorsicht!</u> Kein eiskaltes Wasser nehmen.

- Hund trinken lassen.
- Tierarzt rufen.
- Hund nicht transportieren.
- Wenn er sich erholt hat, nur langsam führen.

6.6.2. KÄLTESCHÄDEN

Zu Kälteschäden bei Hunden kann es kommen:
- Bei niedrigen Außentemperaturen (Frost, Winter).
- Nässe und Zugluft in Verbindung mit Kälte (Herbst, Frühling).
- Medikamententeller Ausschaltung des Temperaturregulierungszentrums (Narkose).

Symptome
- Muskelzittern.
- Klamme Bewegungen, gestörtes Allgemeinbefinden.
- Steingraue bis bläuliche Haut bzw. Schleimhaut (bei Erfrierungen blau-schwarz).

Erste - Hilfe - Maßnahmen
- Hund nach einem Kaltwasserbad abtrocknen, in dem er kräftig mit einem Handtuch abgerieben wird.
- Eine warme Decke über den Hund legen und seine Körpertemperatur messen (Thermometer wird in den After eingeführt).
- Liegt die Temperatur unter 37 °C, sofort an einen Tierarzt wenden.

Beachte! Der Hund ist ständig warmzuhalten, aber eine Überhitzung ist zu vermeiden.

6.6.3. ERFRIERUNGEN

Erfrierungsgrade!

1. Grad
dunkelrote bis blaurote Schwellungen.

2. Grad
Blasen, gefüllt mit gelblicher Flüssigkeit, die platzen und nur sehr langsam abheilen.

3. Grad
brandiges Absterben der erfrorenen Körperteile.

Erste - Hilfe - Maßnahmen bei Erfrierungen

- Pfoten, Ohren und Schwanz, deren Haut blass aussieht, sich kalt an- fühlt oder gefühllos erscheint untersuchen.
- Behutsam mit einem Handtuch massieren.
- Erfrorene Teile mit lauwarmen Wasser (ca. 37 °C) wärmen.
- Hund warmhalten, bis der Tierarzt ihn untersucht hat.

Vorbeugen! Schutz der Pfoten des Hundes durch geeignete Mate- rialien bzw. Vaseline-Salbe.

6.7. ANFÄLLE UND KRÄMPFE

Anfälle und Krämpfe kommen in verschiedener Intensität vor. Es gibt Leichte und schwere.

SYMPTOME
- Leichte
  - Der Hund schnappt nach imaginären Fliegen.
- Schwere
  - Gekrümmter Rücken des Hundes.
  - Starker Speichelfluss.

ERSTE - HILFE - MASSNAHMEN
- Den Hund bequem machen.
- Geräusche ausschließen.
- Beleuchtung verringern.
- Atemwege reinigen und vergewissern, dass die Zunge den Rachen nicht blockiert.

Vorsicht! Der Hund kann beißen.

- Den Hund dringend durch den Tierarzt untersuchen lassen.

6.8. ANDERE NOTFÄLLE

6.8.1. VERBRENNUNGEN DURCH CHEMIKALIEN UND HEISSEM ÖL

Das Fell eines Hundes isoliert und schützt die Haut, aber heißes Wasser oder Öl sowie reizende Chemikalien können durch das Haar eindringen und Hautschäden verursachen. Die meisten Verbrennungen werden jedoch durch siedendes Wasser und heißem Öl verursacht.

Erste - Hilfe - Maßnahmen bei Verbrennungen durch Chemikalien
• Chemikalien vom Fell des Hundes mit warmen Seifenwasser abwaschen.
• An den Tierarzt wenden.

Erste - Hilfe - Maßnahmen bei Verbrennungen durch siedendes Wasser, heißes Öl
• Leichte Brandwunden sofort mit kaltem Wasser, kühlen Eisbeutel auflegen.
• Wenn die Körpergegend sich leicht abgekühlt hat, etwas Hautsalbe (nicht ohne tierärztliche Anordnung) darauf schmieren.
• Evtl. einen Leckschutz anlegen, da Hunde die geschädigten Stellen lecken können. (Sie können dabei unverträgliche Salben aufnehmen).
• Bei schlimmeren Brandwunden keine Salbe verwenden.
• Tierarzt aufsuchen.

6.8.2. VERBRENNUNGEN DURCH ELEKTRIZITÄT

> Achtung! Das Benagen eines angeschlossenen elektrischen Kabels durch einen Hund kann für diesen tödlich sein.

Erste - Hilfe - Maßnahmen bei einem kleinen Stromstoß
• Stromzufuhr unterbrechen, ehe der Hund berührt wird.
• Untersuchung des Inneren des Maules und der Lefzen nach Verbrennungen.
• Verbrennungen sind mit kaltem Wasser zu spülen.
• Hund zum Tierarzt bringen.

6.8.3. MAGENDREHUNG

Hunde mit einer tiefen Brust riskieren, sich den Magen zu verdrehen, wenn sie unmittelbar nach größeren Mahlzeiten spielen.

Symptome
- Der Hund ist lethargisch und hechelt stark.
- Der Magen füllt sich mit Gas, das nicht entweichen kann.
- Starke Zunahme des Leibesumfanges im und hinter dem Bereich der letzten Rippe.
- Der Hund versucht zu erbrechen und kann nicht.
- Schnelle Verschlechterung des Allgemeinzustandes.
- Die Blähung führt zum tödlichen Kollaps.

Notfallmaßnahmen
- Sofortiges Handeln ist erforderlich, ansonsten stirbt der Hund.

> Vorbeugend!
> Zur Verhütung ist bei besonders gefährdeten Hunden von einer einmaligen täglichen Fütterung abzusehen, zwei oder besser noch drei kleinere Mahlzeiten können die Magendrehung mit großer Sicherheit ausschließen.
> Kontrolle des Hundes 2 Std. nach der Fütterung.
> Keine körperliche Belastung nach der Fütterung.

- Tierarzt anrufen oder bereits selbst auf dem Weg zum Tierarzt machen. Während jemand anderes anruft und die Tierarztpraxis auf den Notfall vorbereitet (6 bis 8 Stunden Zeit bis zur Operation).
- Sofortiger chirurgischer Eingriff ist notwendig (Überlebenschance von etwa 80 %).

6.8.4. VOLVULUS INTESTINALES - DARMVERSCHLINGUNG

Der Hund geht es von einem Moment auf den anderen schlecht. Es kann zum Erbrechen kommen.

Notfallmaßnahmen
- Sofortiges Handeln ist erforderlich, ansonsten stirbt der Hund.

- Der Hund muss ca. 3 - 4 Stunden nach dem Darmverschlingungen operiert werden.

6.8.5. ABGESCHNÜRTE ZUNGE

- Ursache sofort entfernen.
- Durchtrennen der Abschnürungen (Fäden, Angelschnüre usw.).

6.8.6. KNOCHENBRÜCHE

- Ruhige Lage des verletzten Hundes.
- Gebrochene Gliedmaßen in ihrer Lage belassen, nicht schienen.
- Bei offenen Brüchen nur leichten Notverband anlegen, um Wunde vor Schmutz zu schützen.
- Tierarzt aufsuchen.

6.8.7. SCHOCK

- Den Hund vorsichtig liegend zum Tierarzt bringen.

V.
ANATOMIE DES HUNDES

1. KÖRPERTEILE DES HUNDES

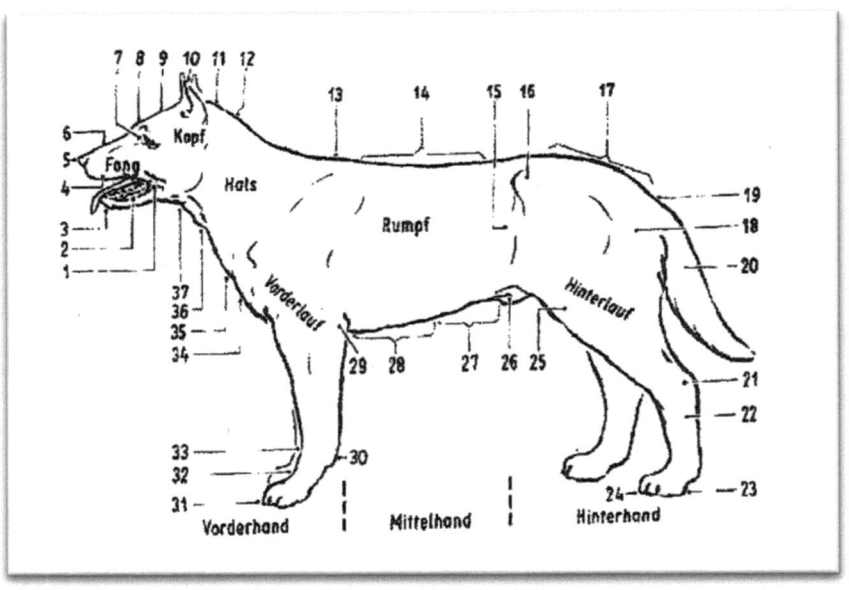

1	Lippenwinkel	21	Sprunggelenk mit Sprung-
2	Unterlippe		beinhöcker
3	Kinn	22	Hintermittelfuß
4	Oberlippe	23	Sohlenballen
5	Nasenkuppe	24	Hinterzehen mit Krallen
6	Nasenrücken	25	Kniegelenk
7	Auge	26	Glied
8	Stirnansatz	27	Bauch
9	Stirn mit Stirnfurche	28	Unterbrust
10	Ohren	29	Ellenbogenhöcker
11	Hinterhaupthöcker	30	Karpalballen
12	Genick	31	Vorderzehen mit Krallen
13	Widerrist	32	Vordermittelfuß
14	Rücken	33	Vorderfußwurzel
15	Weiche	34	Vorderbrust
16	Hüfte	35	Brustbeinspitze
17	Kruppe	36	Kehlgang
18	Sitzbeinhöcker	37	Kehle
19	Rutenansatz		
20	Rute		

2. Innere Organe des Hundes

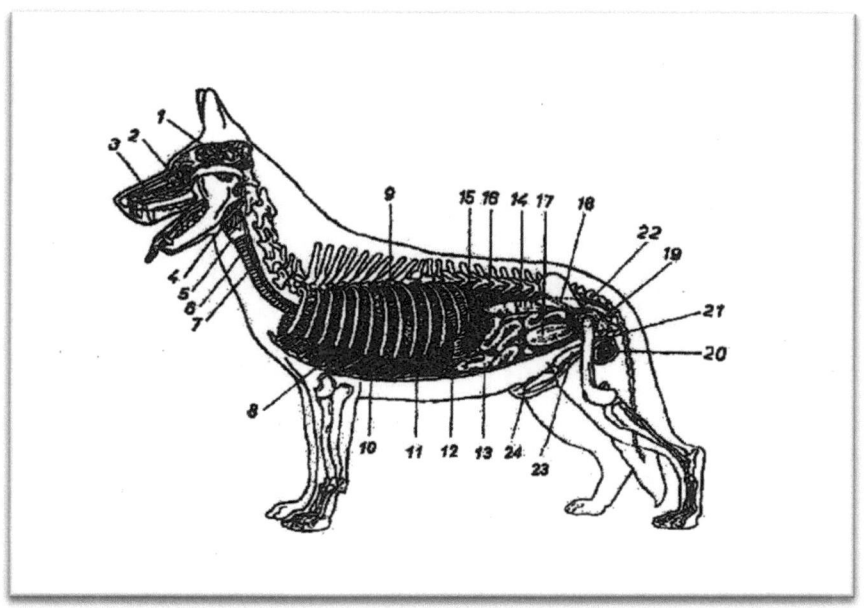

1	Gehirn	17	Harnblase
2	Riechfeld (punktiert)	18	Harnleiter
3	Nasenmuscheln	19	Harnröhre
4	Zungenbein	20	Hoden
5	Kehlkopf	21	Samenleiter
6	Luftröhre	22	Prostata
7	Speiseröhre	23	Penis
8	Herz	24	Vorhautsack
9	Lunge		
10	Zwerchfell		
11	Leber		
12	Magen		
13	Dünndarm		
14	Mastdarm		
15	Milz		
16	Nieren		

3. Skelett des Hundes

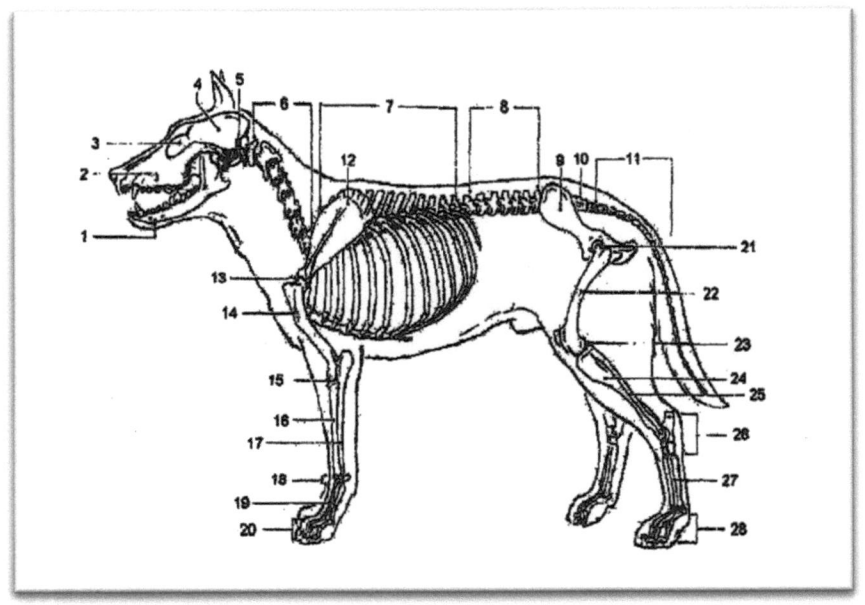

1	Unterkiefer	19	Vordermittelknochen
2	Oberkiefer	20	Zehenknochen
3	Augenhöhle	21	Hüftgelenk
4	Hirnschädel	22	Oberschenkelknochen
5	Ohrloch	23	Kniegelenk mit Knie-
6	Halswirbel		scheibe
7	Brustwirbel	24	Unterschenkelknochen
8	Lendenwirbel		(Schienbein)
9	Becken	25	Wadenbein
10	Kreuzbein	26	Sprunggelenk mit
11	Rutenwirbel		Höcker
12	Schulterblatt mit	27	Hintermittelfußknochen
	Schulterblattgräte	28	Hintere Zehenknochen
13	Schultergelenk		
14	Oberarmknochen		
15	Ellenbogengelenk		
16	Speiche		
17	Elle		
18	Vorderfußwurzelge-		
	lenk		

4. Das Gebiss des Hundes

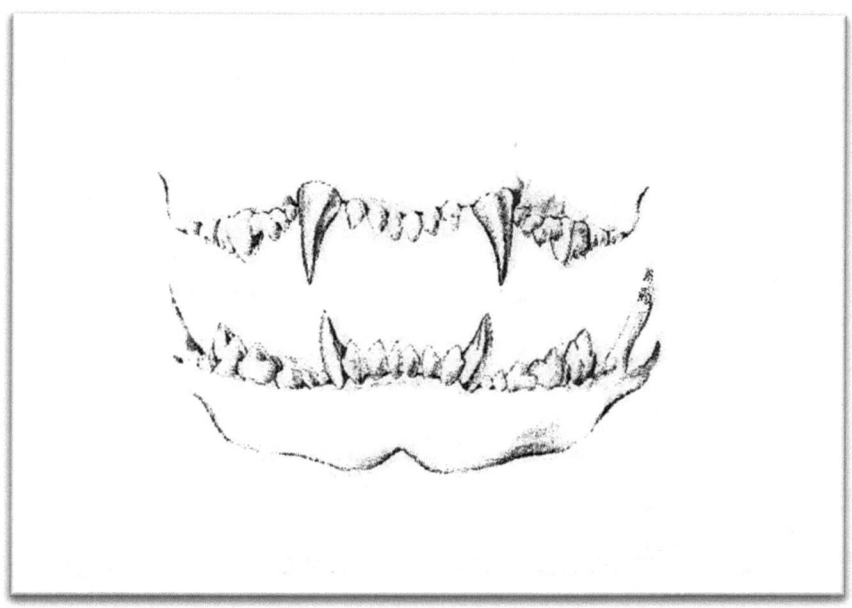

4.1. Oberkiefer

rechte Seite
- Fang- oder Reißzähne
- Mahlzähne (Molare)
- Vormahlzähne (Prämolare)
- Eckzähne

Mitte
- Schneidezähne

linke Seite
- Fang- oder Reißzähne
- Mahlzähne (Molare)
- Vormahlzähne (Prämolare)
- Eckzähne

4.2. Unterkiefer

rechte Seite
- Fang- oder Reißzähne
- Mahlzähne (Molare)
- Vormahlzähne (Prämolare)
- Eckzähne

Mitte
- Schneidezähne

linke Seite
- Fang- oder Reißzähne
- Mahlzähne (Molare)
- Vormahlzähne (Prämolare)
- Eckzähne

5. Fortpflanzung des Hundes

5.1. Fruchtbarkeitszyklus der Hündin

Es gibt jährlich zwei Fortpflanzungszyklen der Hündin, die gekennzeichnet werden durch folgende Tatsachen:
- Zu Beginn schwillt die Vulva an.
- Nach einigen Tagen tritt heller Ausfluss auf.
- Nach einigen weiteren Tagen mengt sich dem Ausfluss Blut bei.
- Der Ausfluss nimmt zu und geht dann langsam wieder zurück.
- Nach ca. 10 Tagen hört der Ausfluss auf.
- Kurz nach Ende des Ausflusses findet der Eisprung statt.

Beachte! Während dieser Zeit benimmt sich die Hündin lebhafter und sie uriniert häufiger, um Anzeichen ihrer Deckbereitschaft zu hinterlassen.

Die Hündin ist jetzt paarungsbereit. Hormonelle Veränderungen treten ein, unabhängig davon, ob eine Hündin trächtig ist oder nicht. Deshalb gibt es auch keinen einfachen Blut- oder Harntest zur Feststellung einer Trächtigkeit.

5.2. Regeln für die Paarung von Hunden

In der Praxis spricht man von folgenden Bedingungen, die bei der Paarung von Hunden zu beachten sind:

- Bestätigung vom Tierarzt, dass die Hündin gesund ist und an keiner angeborenen Krankheit leidet.
- Abnehmer für die Welpen suchen.
- Deckrüden Besitzer muss Mitglied eines anerkannten Hundeklubs sein.
- Erfahrenen Züchter um die Dienste seines Zuchtrüden befragen.
- Deckrüde muss regelmäßig kontrolliert werden und frei von geschlechtlich übertragbaren Krankheiten sein.
- Die Hündin während der Läufigkeit nur angeleint führen.
- Die Hündin zum Deckrüden bringen und nicht umgekehrt.
- Im Abstand von zwei Tagen zweimal decken lassen.
- Hündin während des Deckaktes beruhigen, sie muss während ca. zehn Minuten „hängen bleiben".
- Drei Wochen nach den Decken die Hündin zur tierärztlichen Kontrolle bringen, um feststellen zu lassen, ob sie trächtig ist.

6. Orientierungssinn des Hundes

Der faszinierende Orientierungssinn der Tiere - er ist eine Mischung aus Erbsubstanz sowie der Fähigkeit zu lernen und sich anzupassen. So besitzen fast alle Tiere erstaunliche Fähigkeiten, mit denen sie sich orientieren können.

Wie orientieren sich nun die Hunde, die aus völlig fremder Umgebung ins vertraute Revier und zu ihrem Menschen - „Rudel" zurückkehren?

- Vermutlich an auffälligen optischen Zielen (Brücken. Hochhäuser).
- Markante Gerüche und Geräusche (wie die heimische Autobahn).
- Bei Langstreckenorientierung Sonne, Mond und Sterne sowie das Magnetfeld der Erde.

Das Magnetfeld der Erde dient sehr vielen Tieren, beispielsweise auch den Tauben, als Kompass, um in den heimischen Schlag zurückzufinden.

VI.
EIGENSCHAFTEN DES HUNDES UND SEINE ERZIEHUNG

Der Hund muss zwischen Lob und Zwang unterscheiden lernen. Alle gewünschten Eigenschaften des Hundes werden durch Lob gefördert und gefestigt, nie darf ein Hund dabei schlechte Erfahrungen machen. Alle unerwünschten Eigenschaften sind durch Zwang zu unterdrücken.

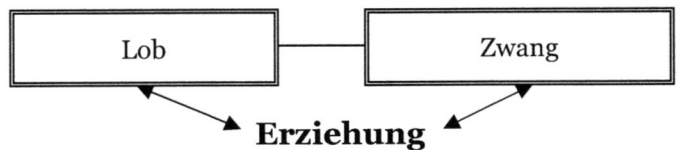

Die Erziehung des Hundes sowie die Ausprägung positiver Eigenschaften beginnt bereits mit der Geburt des Hundes im Welpenalter.

1. ENTWICKLUNGSPHASE DES WELPEN

Nach 63 Tagen der Trächtigkeit und Abschluss der Geburt beginnt für die Welpen der erste Lebensabschnitt.

1.1. DIE VEGETATIVE PHASE (NESTHOCKER)

Diese Phase dauert 14 Tage (1. und 2. Woche). Oberstes Ziel für den Welpen in dieser Phase ist das Überleben, und er konzentriert all seine Energie in die Gewichtszunahme. Wärme und Nahrung sind die wichtigsten Dinge für den kleinen Hund und beides bekommt er reichlich von seiner Mutter.

Angeborenen Verhaltensweisen
- Strampeln, Maul öffnen, Unlust.
- Laute, Kreiskriechen, Suchpendeln des Kopfes, Fellbohren, Lecksaugen, Abstemmen mit dem Hintern.
- Milchtritt mit Vorderpfoten.

Soziale Verhaltensweisen
Wie Aggression, Unterwerfung oder Dominanz sind während dieser Phase biologisch nicht sinnvoll und körperlich nicht machbar. Der Welpe

besitzt noch <u>keine sozialen Kontakte, keinen Umweltbezug</u> und ist noch <u>nicht lernfähig</u>. In dieser Zeit geht es darum, dass der Hundewelpe möglichst viel Erfahrungen mit anderen Menschen, aber auch mit anderen Hunden sammelt.

1.2. DIE ÜBERGANGSPHASE

Diese Phase ist durch den Übergang vom Saug- zum Schlafstadium zum ersten Kennenlernen der Umwelt gekennzeichnet. Dies Übergangsphase beginnt am 13. Lebenstag mit einem zaghaften Öffnen der Lidspalten und Gehörorgane. Richtig sehen und hören kann der Welpe aber erst ab den 17. bis 18. Lebenstag, wenn die Milchzähne durchbrechen und der Geruchssinn sich entwickelt hat.

Äußerst wichtig für seine spätere Entwicklung ist es, dass er seine Wurfgeschwister jetzt individuell kennenlernt, d. h.

* erster Umweltbezug,
* erstes Kennenlernen von Mutter und Geschwister,
* Fortbewegung,
* gezieltes Kriechlaufen.

1.3. DIE PRÄGUNGSPHASE (4. - 7. WOCHE)

Im Alter von vier Wochen haben sich die späteren Sinnesorgane der erwachsenen Hunde bereits ausgebildet und auch die Körperbewegungen werden geschickter und koordiniert, d. h.

* Reifen der arteigenen Bewegungs- und Ausdrucksweisen.
* Sinnesorgane voll entwickelt.
* Durchbruch der Milchzähne.
* Aufnahme fester Nahrung löst bis zum Ende der Phase das Saugen ab.
* 21./22. Lebenstag
  - erstes Lagerverlassen,
  - Neugierde,
  - Lerntrieb.
* Beginn der 7. und Ende der 8. Woche Absetzen aus dem engeren Lagerbereich

Somit ist die Prägungsphase die wichtigste Phase für das zukünftige Zusammenleben mit dem Menschen.

> <u>Wichtig!</u> Der Welpe sollte jetzt geistig angeregt werden und in regelmäßigen Spielen lernen. Hunde ohne menschlichen Kontakt in dieser Phase bleiben zeitlebens scheu.

1.4. DIE SOZIALISIERUNGSPHASE (8. - 12. WOCHE)

Im Alter von ungefähr neun Wochen treten die Hunde dann in die Sozialisierungsphase ein. In dieser Phase haben die Welpen entsprechend ihren Aktionsradius um das Lager wiederum deutlich vergrößert. Unter naturnahen Bedingungen kommt es nun zum ersten spielerischen Beutefangen.

Beutetrieb
Die Althunde bringen kleine lebende Beutetiere, an denen die Junghunde das Fangen und Töten üben können.

Jagdtrieb
Der Jagdtrieb ist den Tieren an gewölft, die Jagdtechniken müssen aber erlernt und eingeübt werden. Einzige Ausnahme ist hierbei der „Mäusesprung". Das Gehirn ist inzwischen so weit entwickelt und die Bewegungskoordinaten soweit ausgebildet, dass erste Erfolge bei der Jagd erzielt werden.
Die Welpen Erziehung mit Disziplinieren übernimmt der Rüde.
Für die Jagdhundentwicklung aller sozial lebender Tiere muss jetzt die Mensch - Hund - Beziehung vor allen über das Spielen ausgebaut werden. Wichtig ist dabei, dass der Mensch immer Sieger bleiben muss, auch bei spielerein.

- Welpen wenigstens kurzfristig von den Geschwistern trennen.
- Einführung in die menschliche Umwelt.
- Einhaltung der naturgegebenen Stubenreinheit durch entsprechende Hilfeleistung.

> <u>Beachte!</u> Aufbau der Mensch - Hund - Spielgemeinschaft legt künftige Lernfreudigkeit fest. Mensch muss als disziplinierender Elternkumpel wirken.

Namensbindung

- Namen des Welpen in erfreulichen Situationen, beispielsweise wenn er gerade frisst oder liebkost wird, wiederholen.
- Den Namen des Welpen niemals rufen, wenn man zornig ist.
- Welpen müssen ihren Namen mit etwas Gutem in Verbindung bringen.
- Der Welpe darf immer nur mit einem Namen gerufen werden, auch nicht mit der Verniedlichung des Namens.

Abstellen des Beißverhaltens

- Welpen müssen lernen, dass man Menschen nicht beißt.
- Den Welpen nicht tadeln oder gar beim Spielen grober umzugehen, sondern einen imitierten Schmerzensschrei ausstoßen und von dem Welpen abwenden.
- Reaktion muss auch erfolgen, wenn der Welpe niemanden verletzt hat.
- Welpen auch von einem sanften Mundkontakt abbringen.
- Danach Welpen ignorieren, Spiel beenden. Welpe muss sein Fehlverhalten erkennen.

Immer wenn der Welpe mit etwas Neuem konfrontiert wird, sollte man ihm Zuversicht zeigen und vermitteln, dass es keinen Grund zur Sorge gibt.

Sie sollten den Welpen überall mit hinnehmen und dabei selber möglichst keine Angst oder Sorge zeigen, da der Welpe bereits die Körpersignale auszuwerten weiß und annimmt das etwas nicht stimmt. Es gilt eine ruhige Fassung zu bewahren.

Es braucht nur gelegentlich *„guter Hund"* gesagt zu werden, dennoch sollten reichliche Leckerbissen immer mit dabei sein.

Fehler die in der 4. bis 12. Lebenswoche bei der Erziehung des Hundes passieren, können später nicht mehr reguliert werden.

1.5. DIE RANGORDNUNGSPHASE (13. - 16. WOCHE)

Mit zunehmendem Alter der Junghunde und eventuell auch rasseabhängig wird es zunehmend schwieriger, die nun folgenden Lebensabschnitte zeitlich zu definieren, generell aber folgt der Sozialisierungsphase ungefähr in der 13. bis 16. Lebenswoche der Rangordnungsphase.

Die Rangordnung innerhalb der Junghundeschar hat sich zwar schon in spielerischer Form in den vorhergegangenen Wochen locker entwickelt, man konnte die *„Kleinen Alphas"* schon deutlich ausmachen, nun ist die Ordnung aber festgelegt und wird sich für einen langen Zeitraum innerhalb der Tiere eines Wurfes nicht mehr ändern; unumstrittene Autorität ist hierbei immer noch der Vaterrüde.

Im Freileben
- Lösung von den Eltern und Heimbindung,
- weiteres „Umherschweifen",
- *„Lausbubenalter"*,
- Austragen der Rangordnung untereinander.

Konsequenzen, die sich aus diesem Lebensabschnitt für die Hundeausbildung ergeben sind
- Ersatz des Lernens der Rudeljagd durch Übungen verschiedener Art.
- Durch optimale Übungen die volle Entfaltung der Möglichkeiten des hundlichen Hirns erreichen.
- Der Hund muss seinen Herrn als physisch überlegenen und erfahrenen Meuteführer anerkennen.

Beachte! Täglich 15 Minuten kleine Gehorsamsübungen langsam ausbauen. Welpen niemals überfordern.

1.6. DIE RUDELORDNUNGSPHASE (5. - 6. MONAT)

- Volle Anerkennung der Autorität des Rudelführers.
- Freiwillige Eingliederung in die Gruppe.
- Ausbildung der „Gefolgstreue".
- Partnerbindung.
- Freude am Zusammenleben.

1.7. DIE PUBERTÄTSPHASE (7. - 12. MONAT)

- Die Dauer ist rasseabhängig.
- Nach Eintritt der ersten Läufigkeit ist diese bei der Hündin abgeschlossen.

- Beinheben des Rüden und dessen Deckfähigkeit setzen ein.

> **Beachte!** Ab jetzt geregelte Ausbildung durchführen.

1.8. DIE REIFEPHASE (12. - 18. MONAT)

Vom 18. Lebensmonat an ist der Hund psychisch kaum noch veränderbar - es zeigt sich nun, ob er unter guten Umweltbedingungen aufgewachsen ist. Hält nun die Lernfreudigkeit und freundliche Kontaktbereitschaft an, war dies der Fall.

1.9. FEHLER, DIE IN DIESER ZEIT BEI DER HUNDEERZIEHUNG AUFTRETEN KÖNNEN

Die zwei tragenden Säulen der Hundeerziehung sind zum einen die Aufzucht des Hundes und zum anderen das im Hund befindliche Erbgut. Daneben spielt der spätere Umgang, die Haltung sowie die Erziehung und Ausbildung eine Rolle.

Fehler, die auftreten können
- Nicht täglich geübt.
- Sich nicht an das Trainingsprogramm gehalten.
- Nicht richtige Anwendung der Ausbildungstechnik.
- Üben nicht in den Tagesablauf eingebaut.
- Besserwisserei.
- Der Hund ist körperlich nicht ausgelastet.
- Das Trainingsprogramm ist nicht auf den Hund abgestimmt.
- Sie können die Welt nicht durch Hundeaugen sehen.
- Versagen bei der Gruppenarbeit.
- Der Hund ist nicht gesund.

2. WESENSEIGENSCHAFTEN DES HUNDES

> Hund = Persönlichkeit
> Eigenschaften des Hundes (Erbgut des Wolfes)
>
> Jagdverhalten
> Territorialverhalten
> Sozialverhalten

2.1. Das Wesen des Hundes

Das Wesen des Hundes wird bestimmt durch:

- das Temperament,
- die triebhaften Eigenschaften,
- die genetisch bedingten Eigenschaften,
- die erworbenen Fähigkeiten,
- die charakterlichen Eigenschaften.

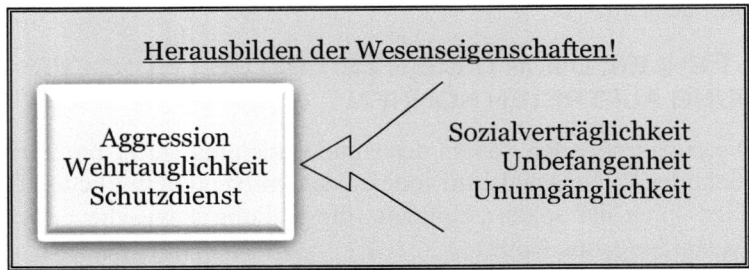

Der Umgang des Hundes richtet sich nach diesen Wesenseigenschaften, Triebanlagen und dessen Leistungsstand.

Gutmütige und friedfertige Tendenzen gepaart mit der notwendigen Schärfe und Einsatztauglichkeit.

2.2. Die Charakteristik der Typen bei Hunden

schwacher Typ (Melancholiker)

- wenig beweglich,
- niedergedrückter Hund oder unruhig,
- allzu hastig,
- hält eine stärkere Beanspruchung nicht aus.

Starker, unausgeglichener Typ (Choleriker)

- sehr beweglich und unermüdlich in ihren Bewegungen,
- verliert leicht die Ausdauer,
- durchbricht leicht die Abrichtung,
- kämpferische Natur.

Starker, ausgeglichener, beweglicher Typ (Sanguiniker)
- Gehen aus dem Zustand der Bewegung leicht zu geringerer Bewegung und in den Ruhestand über und umgekehrt.
- Verlieren selten die Ausdauer.
- Schutzhund und Fährtenhund ideal.

Starker, ausgeglichener, Träger Typ (Phlegmatiker)
- in der Bewegung langsam,
- mehr geneigt zu einen wenig beweglichen Zustand,
- muss angefeuert werden.

Selten kommen die Charaktertypen in reiner Form vor, die Vermischung untereinander ist recht häufig.

2.3. GEHORSAMSLEISTUNGEN DES HUNDES

Gehorsam bedeutet Unterordnung und Disziplin, was sich auf den ersten Blick belastend auf die Arbeitsfreude des Hundes auswirken müsste.

Bei Gehorsamsproblemen
- kann der Hund zur Gefahr werden
  - für den Besitzer
  - andere Menschen
- kann das Herrchen zu einem wehrlosen Angriffsobjekt werden,
- werden wichtige Eigensicherungsgrundsätze vernachlässig bzw. nicht befolgt.

2.4. TRIEBVERHALTEN DES HUNDES

Die Reizschwelle ist der Moment wo der Hund auf sogenannte Umweltreize, wie
- Geräusche,
- Bewegung,
- Gegenstände,

in unterschiedlicher Art und Weise reagiert:
- Geräusche   bellen,
- Bewegung   aggressiv werden,
- Gegenstand   davon laufen.

Dabei ist die Höhe der Reizschwelle bei Hunden aufgrund ihres Charakters unterschiedlich ausgeprägt.

Es gibt drei Arten der Reizschwelle:
1. niedrige
2. mittlere
3. hohe

Die Höhe der Reizschwelle und die Triebformen des Hundes beeinflussen seine Haltung.

Triebformen des Hundes
Die Triebformen, die die Handlungen des Hundes beeinflussen:
- der Beutetrieb
  Das Triebziel besteht darin, dass es dem Hund gelungen ist, die Beute zu „besiegen" in dem er sie
  - festhält
  - schüttelt,
  - erfolgreich davon trägt.
- der Wehrtrieb,
  Das Triebziel besteht in der Erhaltung des Lebens und der Gesundheit des Hundes. Der Wehrtrieb kommt zum Ausdruck
  - durch aktives oder passives Aggressionsverhalten,
  - zu nächst durch knurren, Zähne fletschen, Bellen,
  - durch aktive Biss Handlungen (äußerste Möglichkeit).
- der Fluchttrieb,
  - das Fluchtverhalten wird bestimmt durch Konfliktscheue, Neidverhalten, panikartige Angst vor den Menschen.
  - Faktoren für die Ausprägung des Fluchttriebes sind das vererbte genetische Programm, die in der ersten Lebenswoche gemachten Erfahrungen.

Beachte! Gefühlsempfindungen wie Angst, Wut, Freude, Aggression und Frustration sind Trieb auslösend.

Durch innere und äußere Mechanismen (Motivierung, Förderung, Übung usw.) werden diese Triebe angesprochen, worauf der Hund eine für uns meist erkennbare, typische Reaktion zeigt.

3. AGGRESSIONEN DES HUNDES

Aggressionen sind der biologische Mechanismus zur Arterhaltung des Hundes. Die Aggressivität hat dabei viele Ausdrucksformen und kann durch unterschiedliche Methoden unter Kontrolle gebracht werden. Von ausschlaggebender Bedeutung bei der Vorbeugung solchen Verhaltensweisen ist das Gehorsamstraining.

3.1. FORMEN DER AGGRESSIONEN BEIM HUND

Grundsätzlich muss man zwei Formen der Aggression unterscheiden.

biologische Aggression
- diese betrifft die Stellung im Rudelverband, also die Rangordnung innerhalb des Sozialverbandes.

Aggressives Verhalten beim Hund
- Dominanz Aggression (kann angeboren oder auch anerzogen sein).
- Territoriale Aggression (Revierverteidigung)
- Protektive Aggression (Schutztrieb)
- Possessive Aggression (Eigentumsverteidigung)
- Maternale Aggression (Welpen Verteidigung der Hündin)
- Angstaggression (Selbstverteidigung)
- Beuteaggression (Jagdtrieb - „Schärfe")

Der Selbsterhaltungstrieb wird als genetisches Material weiter gegeben (auch der Sexualtrieb).
Folgende Aggressionen sind für den Hund wünschenswert, dies sind
- Territoriale Aggression
- Protektive Aggression
- Beuteaggression

> **Definition gemäß Duden**
> Aggression - „Angriffsverhalten", Überfall
> possessiv - besitzergreifend
> matern - mütterlich

3.2. Ausdrucksformen der Aggressivität

Die Aggressivität kann sich richten gegen den Besitzer des Hundes aber auch gegen andere Menschen und andere Hunde. Dabei unterscheiden wir die besitzerische, territoriale und dominante Aggressivität des Hundes.

3.2.1. besitzerische Aggressivität

Ein dominanter Hund kann seinem Hundeführer den Besitz von Lieblingsgegenständen streitig machen. Futter, alte Knochen, Ruheplätze und Spielzeug sind Besitztümer, die ein Hund aggressiv verteidigen kann.

Abhilfe:
- den Hund befehlen sich hinzulegen, tut er dies, ist automatisch die über ihn stehende Person, überlegen.
- Anheben eines seiner Hinterbeine.

> Wichtig! Der Hund muss lernen, dass er das rangniedrigste Mitglied des menschlichen Rudels ist.

Alternative:
- Hund befehlen stillzustehen, dann sich über ihn aufstellen und seine Vorderbeine vom Boden hochheben. Möglicherweise empfindet der Hund diesen Kontrollverlust als unangenehm beeindruckend und wehrt sich. Trotzdem wir er rasch akzeptieren, dass das Kommando gegeben wurde.

3.2.2. Territoriale Aggressivität

Manche Hunde verbellen Besucher, die zu Besuch nach Hause kommen, und verteidigen mutig ihr Territorium und ihren Meister, den sie als Mitglied ihres Rudels betrachten. Wenn der Besucher sich über den Hund beugt und ihn streicheln will, legt er, vom Standpunkt des Hundes ausgehen, ein bedrohliches Verhalten an den Tag. Ein Hund kann sich insbesondere auch dann vor Fremden fürchten, wenn er als Welpe nicht genügend oft angefasst wurden, ist.

Abhilfe:

- Den Hund stufenweise neuen Leuten vorstellen und ihn belohnen für gutes Benehmen.
- Besucher sollten vermeiden, anfänglich den Hund direkt anzusehen.
- Sitzender Besucher dem angeleinten Hund etwas Futter oder ein Spielzeug anbieten, dies kommt dem Hund weniger bedrohlich vor.
- Ein Besucher darf sich nicht einen scheuen Hund aufdrängen, der Hund muss hier das Tempo bestimmen.

3.2.3. DOMINANTE AGGRESSIVITÄT

Ein dominanter Hund, oder ein solcher, der als Junghund zu wenig mit anderen Hunden bekannt gemacht wurde, bellt unter Umständen andere Hunde an oder versucht, mit ihnen zu kämpfen.

Abhilfe:

- Hund befehlen sich zu setzen, um der Angriffslust entgegenzuwirken.
- Gutes Benehmen gegenüber anderen Hunden immer loben.

4. SINNESORGANE

Der Hund ist ein Jäger und Aasfresser, der in einer sozialen Umgebung lebt, in der er in der Lage sein muss, Freund und Beute zu unterscheiden. Seine Sinne haben sich dementsprechend entwickelt.

4.1. REIZE DER UMWELT, DIE AUF DIE SINNESORGANE EINWIRKEN

4.1.1.PHYSIKALISCHE REIZE

- Druck
- Temperatur
- Licht- und Schallwellen
- Stromeinwirkung

Sie wirken auf die:

- Tast- oder Sensibilitätsorgane,
- Sehorgane,

- Hörorgane.

4.1.2. CHEMISCHEN REIZE

- Gasmoleküle
- Duftstoffe
- Lösungsmoleküle

Sie wirken auf die:
- Geruchsorgane,
- Geschmacksorgane,
- Tast- und Sensibilitätsorgane.

Die physikalischen und chemischen Reize haben Einfluss auf die Gleich-
gewichts- oder statischen Organe des Hundes. Jeder Reiz muss eine bestimmte Stärke besitzen, um eine Empfindung zu verursachen. Über-
starke Reize rufen bei jedem Sinnesorgan eine Schmerzempfindung hervor.

4.2. ARTEN DER SINNESORGANE

Folgende Arten von Sinnesorganen gibt es beim Hund, die mehr oder
weniger ausgeprägt sind:
- Tast- und Sensibilitätsorgane,
- Sehorgane,
- Geschmacksorgane,
- Geruchsorgane,
- Hörorgane.

4.2.1. TAST- UND SENSIBILITÄTSORGANE (GEFÜHLSSINN)

Die Sinneszellen befinden sich auf der Haut, durch die eine Oberflächen-
und Tiefensensibilität entwickelt wird.

- Oberflächensensibilität
  - Druck- oder Tastempfindungen,
  - Wärme- oder Kälteempfindungen,
  - Schmerzempfindungen.
- Tiefensensibilität
  - Empfindlichkeit der Gelenke, Sehnen und Muskeln,

‒ Stellung der Körperteile.

Tastempfindungen, das Wohlbehagen, Geborgenheit usw. hervorrufen, wirken sich positiv auf die Entwicklung eines Hundes aus, z.B:
- spielt der Tastsinn eine Rolle bei der Anzeige der Rangordnung in der Meute durch lecken, bepfoten, Wärmegeben (aneinanderdrücken).
- beruhigender Körperkontakt bleibt beim Hund ein lebenslängliches Vergnügen.

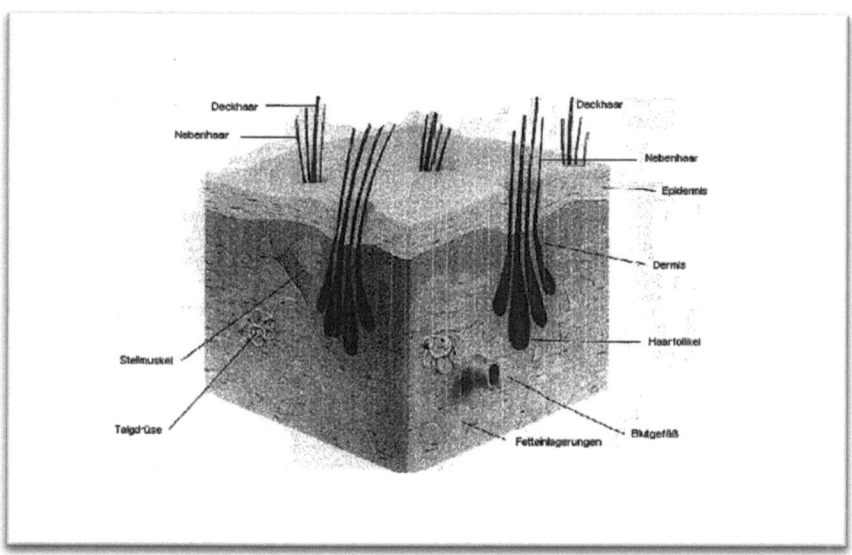

Wichtig! Durch Hecheln reguliert der Hund seinen Wärmehaushalt. Es ist nicht ein Ausdruck des Durstes, sondern der Wärmeregulierung.

4.2.2. SEHORGANE (GESICHTSSINN)

Die Augen vermitteln
- Helligkeitsempfindungen,
- Farbempfindungen,
- Raumempfindungen.

Die seitlich angeordneten Augen erlauben eine gute Randsicht.

Mehr vorn platzierten Augen wie beim Mops verleihen den Hund eine binokulare Sicht.

Die Ahnen unseres Haushundes brauchten in der freien Wildbahn zur Erhaltung ihres Lebens Farben nicht zu unterscheiden. Aus dieser natürlichen Entwicklung heraus ist das Farbsehen des Hundes unvollkommen, dagegen reagieren Hundeaugen sehr gut

- auf die leichteste Bewegung einer möglichen Beute
- und sie können Figuren unterscheiden.

Hunde können nicht besonders scharf sehen. Sie sehen in etwa so scharf wie ein kurzsichtiger Mensch mit minus sechs Dioptrien. Es gibt aber beim Sehen schnauzbedingte Unterschiede.

- Hunderassen mit kurzen Schnauzen können schärfer sehen. Sie sind in der Lage Fernsehfilme zu verfolgen.
- Hunderassen mit langer Schnauze sind bessere Jäger, da sie Distanzen besser überblicken können.

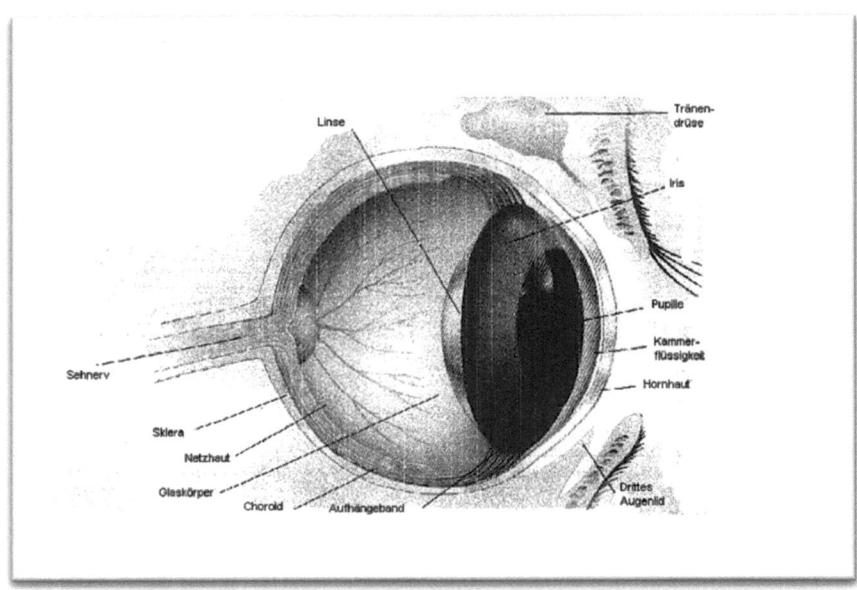

Der Hund ist in der Lage die Verhaltensweise des Menschen als Signal mit seiner Haltung verknüpfen zu können, z.B.

172

- Eigentümlichkeit in der Körperhaltung,
- am Gang,
- in der Gestik.

Dies erfolgt unabhängig davon, ob bestimmte Gesten / Sichtzeichen bewusst oder unbewusst ausgeführt werden.

Beim Sehen sind die Menschen den Hunden überlegen. Allerdings nicht in der Dämmerung. Da Hunde einen Art eingebauten Restlichtverstärker haben, sehen sie in der Dämmerung besser als wir Menschen. Ebenso ist das Blickfeld von Hunden breiter als das von Menschen.

4.2.3. GERUCHSORGAN (GERUCHSSINN)

Mit dem Geruchssinn kann der Hund Wild, Territorialgerüche und gefühlsmäßige Verfassungen anderer Tiere riechen.

> Das Geruchsorgan ist der wichtigste Sinn des Hundes!

Der hochempfindliche Geruchsanalysator macht den Hund für den Dienst des Menschen bedeutungsvoll. Denn Hunde besitzen zweihundert Millionen Riechzellen in ihren Nasenschleimhäuten. Das ist vierzig Mal mehr, was ein Mensch an Riechzellen in seinen Nasenschleimhäuten hat.

Damit sortiert der Hund die Welt in Aromen. Das kommt in seinen vielfältigen Einsatzmöglichkeiten in der Arbeit mit dem Geruch zum Ausdruck. Hier können genannt werden

- Fährtenhunde,
- Leichenhunde,
- Lawinenhunde,
- Trüffelsuchhunde,
- Einsatz bei der Suche nach Bomben,
- Suchhunde der Zollverwaltung,
- Differenzierungshunde (er kann individuelle Gerüche der Menschen mit großer Genauigkeit voneinander unterscheiden).

> Beachte! Ein Hund mit feuchter Nase kann Geruchsmoleküle besser aufnehmen, als der mit einer trockenen Nase.

Ein Drittel seiner Gehirnaktivitäten verwendet der Hund darauf, Geruchsinformationen zu verarbeiten. Menschen stellen dafür nur ein Zwanzigstel ihres Gehirnes ab.

4.2.4 GESCHMACKSORGANE (GESCHMACKSSINN)

Dieser Sinn ist beim Hund am schlechtesten entwickelt. Er erlaubt auch das zu Fressen, was den Gaumen anderer Tiere beleidigt.

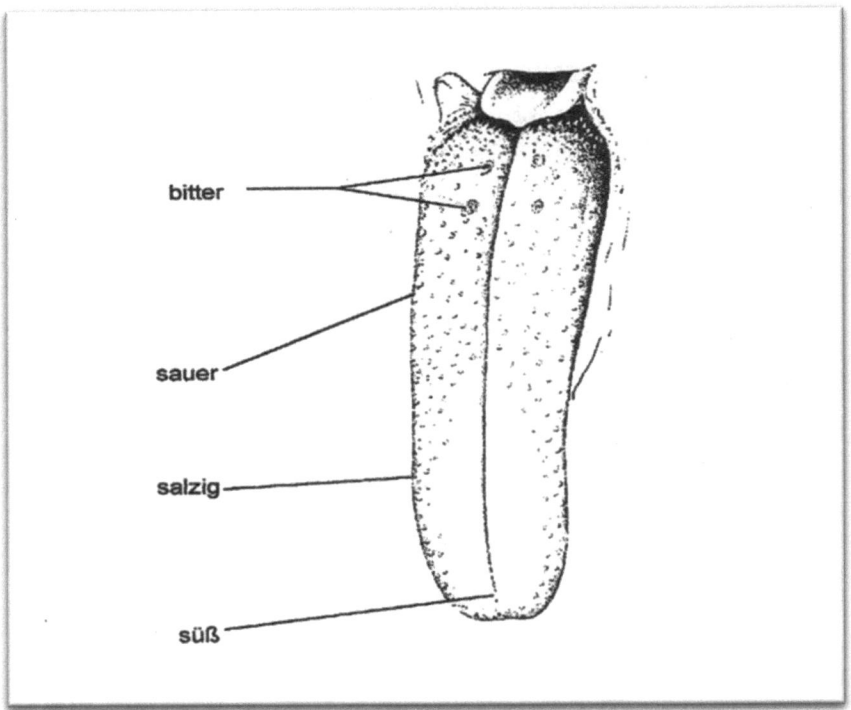

Den Hauptteil bildet die Schleimhaut auf der Oberfläche und an der Seite der Zunge, auf der sich die Geschmacksrezeptoren befinden.
Geschmacksempfindungen wie

- süß
- salzig
- sauer
- bitter

werden von bestimmten Teilen der Zunge empfunden.
Der Geschmackssinn ist eng mit dem Geruchssinn verbunden.

4.2.5. HÖR- UND GLEICHGEWICHTSORGAN (GEHÖRSINN)

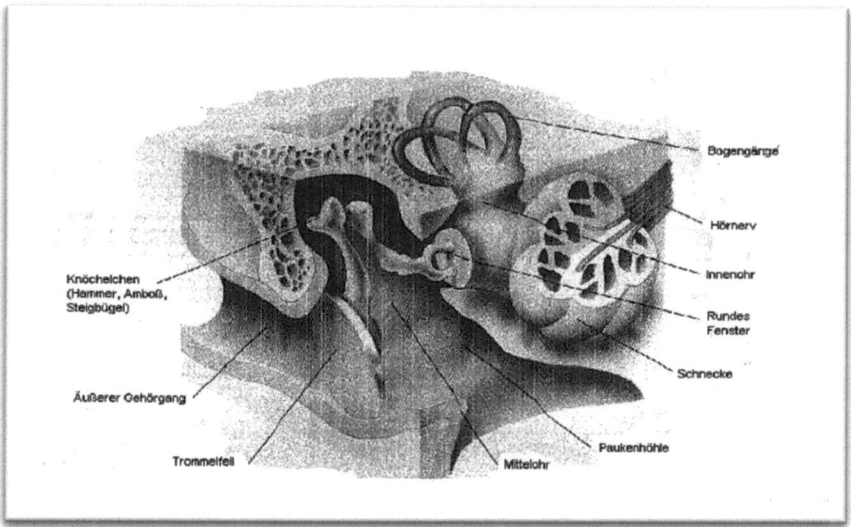

Der Hund hört schwache Geräusche auf einer Entfernung bis zu 24 Meter. Dem gegenüber vermag der Mensch schwache Geräusche nur auf eine Entfernung von 2 bis 4 Metern wahrzunehmen. Dies kommt daher, weil die Hunde um die 100.000 Schwingungen pro Sekunde hören, gesunde Menschen dagegen nur bis zu 30.000 Schwingungen pro Sekunde (im Alter sogar nur noch 12.000).

Hunde hören so auch Töne, die im sogenannten Ultraschallbereich liegen.

> Wichtig! Bei der Abrichtung des Hundes sind immer die gleichen, exakten, leicht auszusprechenden, kurzen und deutlich klingenden Worte (Hörlaute) zu verwenden.

Das Gehör des Hundes ist fast absolut (unterscheidungsfähig) und in der Lage auf Ultraschall zu reagieren. Bei der Hundeausbildung ist deshalb zu beachten:

- der Hund versteht die Bedeutung der Worte nicht,
- der Hund unterschiedet die Worte nach Tönen,
- für den Hund sind die Hörlaute ein Tonreizerreger.

4.2.6. DER 6. SINN DES HUNDES

Wissenschaftliche Untersuchungen zufolge dürfte der Hund über einen elektromagnetischen Sinn verfügen, der ihm für Erderschütterungen und -vibrationen empfindlich macht. Dies ermöglicht ihn
- Erdbeben vorauszuspüren,
- seinen Heimweg über Hunderte von Kilometern zu finden.

5. REFLEXE DES HUNDES

Abrichten ist die Ausbildung von bedingten Reflexen unter verschiedenen Umweltbedingungen.

5.1. REFLEXARTEN

5.1.1. UNBEDINGTE REFLEXE (PASSIV)

- Einfache Hemmungen
  Reizerreger von innen nach außen führen zu zeitweisen oder vollständigen Hemmungen einer bestehenden Reaktion.
- Überlastungshemmungen
  - werden durch zu starke Reizungen hervorgerufen,
  - Abhilfe Ruhe.
- Einfluss von Hindernissen
  - erlöschende Hindernisse sind Reizerreger, die bei Wiederholungen, eine Hemmung hervorrufen.
  - nicht erlöschende Reizerreger sind Reizerreger, die ihre hemmende Wirkung nicht verlieren.
- angeborene Reflexe
- Verhaltensweisen eines Organismus, die für die Existenz lebensnotwendig sind
- Beispiel
  - Nahrungsaufnahme,
  - Atmen,
  - Harnabsonderung,

– Hinlegen, sitzen, stehen.

5.1.2. BEDINGTE REFLEXE (AKTIV)

* Erlöschende Hemmungen
  Erlöschen von bedingten Reflexen durch längeres Weglassen des unbedingten Reizes.
* Differenzierungshemmungen
  Werden ausgenutzt und trainiert zur Unterstützung von Hörlauten, Gerüchen usw.
* Verspätete Hemmungen
  Verzögerung in der Ausführung und länger anhaltender Hemmungszustand.
* Werden im Laufe des Lebens erworben.
* Ergebnis individuell erworbener Erfahrungen
* Neue komplizierte Formen vom zweckmäßigen Verhalten der Organismus zur Umwelt.

5.2. BESONDERHEITEN DER BEDINGTEN REFLEXE

Ein Hund kann in der Abrichtung lediglich Leistungen vollbringen, zu denen er von Natur aus in der Lage ist.
Die bedingten Reflexe des Hundes
* sie werden im Laufe des Lebens erworben,
* der Ablauf geschieht unter Mitbeteiligung der kortikalen Teile des Nervensystems,
* das Auslösen bedarf keines spezifischen Rezeptionsfeldes,
* die zeitweiligen Nervenverbindungen können erlöschen,
* aktive Anpassung des Lebewesens an die Umwelt.

> Beachte! Die Hörlaute müssen etwas früher erfolgen als die unbedingten Einwirkungen.

5.3. URSACHEN FÜR BELL - LAUTE DES HUNDES

Ursachen können sein, die

- aus Aggressionsverhalten resultieren,
- aus Frustration, Angst, Unsicherheit entstehen,
- aus Hunger resultieren,
- zum Spielen auffordern,
- aus Freude gegeben werden usw.

> <u>Beachte!</u> Die Bell-Laute des Hundes sind dessen einzige Kommunikationsfähigkeit zum vermeidlichen verloren gegangenen „Rudelführer".

5.4. STOCKBELASTUNG DES HUNDES

Völlig verboten - da unsinnig - ist das Schlagen mit dem Stock oder der Hand.

Grund
- der Hund versteht diese Strafe nicht,
- er reagiert darauf wie der Mensch auf einen chinesischen Fluch.

Ziel
- Der Hund sollte mit der Hand immer etwas Angenehmes verbinden, der Stock könnte ihn verletzen.

> <u>Wichtig!</u> Nur ein Klaps mit der Zeitung ist erlaubt.

Alternative
- Psychologisch richtig ist der feste Griff ins Nackenfell. Das imponiert jedem Hund, da er so von seiner Mutter gehalten wurde.
- Wenn er auch noch geschüttelt wird, ist es eine schlimme Strafe für ihn.

> <u>Beachte!</u> Mit dieser Alternative sparsam umgehen, den es macht großen Eindruck auf den Hund.

- Ist die Zugtauglichkeit des Hundes mit zwei Stockhieben (diese dürfen nur auf schmerzunempfindliche Körperteile gegeben werden).

6. DENKLEISTUNGEN DES HUNDES

Die Hunde sind alles andere als Maschinen, deren Verhalten berechenbar und vorhersagbar ist, vielmehr hoch entwickelte Lebewesen mit überaus komplizierter Gehirnstruktur.

6.1. UNTERSCHIED DER DENKLEISTUNG ZWISCHEN MENSCH UND HUND

- Der Mensch besitzt ein begrifflich, logisches Denken.
- Der Hund besitzt ein vorsprachliches - bildhaftes Denken
  - biologischen Sinn,
  - bleibt an eine gegenwärtige Situation gekoppelt.

d.h. Hunde handeln nicht nach einen Gewissen, sondern biologisch sinnvoll.

> Beim Hund spricht man von einem Verknüpfungslernen über
> mehrere Kanäle!

- Hunde haben ein aktives Gehirn und können über ihr Tun nachdenken. Aber im Gegensatz zum Menschen könne Hunde nicht überlegen, was in der Folge geschehen wird.
- Der Hund lernt nur ein Verhalten zu unterlassen, wenn das Verhalten unmittelbar mit einem unangenehmen Erfolg zusammentrifft.
- Hunde haben ein großartiges Gedächtnis. Eine unerfreuliche Begebenheit kann das künftige Verhalten eines Hundes stark beeinflussen.
- Ein Hund kann ein Verhalten wiederholen, das nur uns unangenehm erscheint.
- Hunde haben keine moralischen Vorstellungen von Gut und Böse, wie der Mensch.

6.2. Wie lernt ein Hund?

Es gibt sieben Punkte über das Lernen des Hundes, das sind die klassische Konditionierung des Hundes, das Lernen von bedingter Akzeptanz, Aktion, Aversion und Hemmung sowie die Abstraktion und einsichtiges Verhalten.

Klassische Konditionierung, z. B.:

Wurst	Hund	Speichel
Wurst und Glocke	Hund	Speichel
Glocke	Hund	Speichel

Lernen von bedingter Akzeptanz, z. B.:
Futter an einer bestimmten Stelle

Mantelanziehen	=	Spaziergang
Herrchen kommt	=	Begrüßung (Freude)

Lernen von bedingter Aktion, z. B.:
Ein bestimmtes Verhalten, das der Hund von sich aus zeigt, wird belohnt (schiefer Kopf wird mit einer Leckerei belohnt). Der Hund zeigt dann schnell die Haltung, um an die Leckerei zu kommen.

Lernen von bedingter Aversion (erlerntes Vermeiden), z. B.:

Hund	Essenstisch	Klaps

(aber nur bei dickfelligen und nicht bei weniger dickfelligen Hunden anwenden)

Lernen von bedingter Hemmung, z. B.:
Bevor der Hund etwas „richtig" unternimmt, wird er bereits bei der Absicht bestraft (wenn ein angeleinter Hund beißen will, mit kurzem Leinenruck davon abhalten).

Abstraktion
Hunde merken sich „Gestalten". Das Herrchen wird auch in abgewandelter Form erkannt. Zeit, Raum und Ablauf können vom Hund vernachlässigt werden, wenn die sonstigen Eigenschaften übereinstimmen. Hunde erkennen z.B Personen wieder. Sie können sich zwar kurzfristig irren, wenn eine andere Person die gleiche Größe und die gleiche

Kleidung trägt, spätestens am Geruch aber, wird er die Person unterscheiden können.

Einsichtiges Verhalten
Ausgeprägtes Lernvermögen, große Anpassungsfähigkeit, nicht lebensnotwendige Lernvorgänge erlernt.

Die Anpassungsfähigkeit an Umwelt und Mensch ist stark von individuellen Unterschieden der Hunde Charaktere abhängig.

Wichtig für die Hunde - Mensch - Beziehung!

---

z. B.: Gleiche Worte mit gleicher Tonlage / Mimik (bestes Verstehen bis zum Hochziehen der Augenbraue).
Hörlaute:
* bestimmte Hörlaute stets gleichbleibend aussprechen
* „Sitz!" nicht so kraftvoll wie „Platz!"

6.3. HUND UND GEFÜHLE

Hunde können Gefühlslagen des Menschen verstehen. Das Verhalten (Nervosität) ist ansteckend (z. B. Prüfungssituation).

Die Beziehung Hund - Mensch ist komplizierter, da komplexer, als wir bislang wissen. Wir geben den Hund mehr Informationen, als wir ahnen können (z. B. Angstschweiß). Was sie wirklich unserer Sprache „entnehmen", aus unseren mimischen und körperlichen Gesten „ablesen", weiß man nicht annähernd.

7. HABEN HUNDE EMOTIONEN?

Mit dem Versuch zur Beantwortung dieser Frage begeben wir uns auf ein Gebiet, was unter den Fachleuten überwiegend heiße Diskussionen hervorgerufen hat und immer noch hervorruft. Der Grund hierfür ist
* Emotionen sind nur schwer messbar.
* Es kann nicht genau ermittelt werden, wie glücklich oder verängstigt der betreffende Hund ist.
* Dass Emotionen ignoriert werden können, wie sich ein Hund zu verhalten oder auszudrücken lernt (neuste Forschungsergebnisse widersprechen diese Behauptung).

7.1. Was sind Emotionen?

Sind Handlungsimpulse des Hundes als Reaktion auf ein Ereignis oder eine Situation, aber auch die Art der Empfindung nach dieser Reaktion.

Emotionen lassen sich in positive und negative Gefühle einteilen und können in beide Richtungen abgestuft werden.

- positive Gefühle
  - des Kontaktes und von Berührungen können beim Aufbau und der Pflege von Beziehungen helfen.
  - Wenn ein Tier sich glücklich fühlt, so kann sich Freude bzw. Vergnügen in ein Gefühl der freudigen Erregung oder Ekstase steigern.
- negative Gefühle
  - wie die der Furcht können den Hund dazu veranlassen, sich zu verteidigen.
  - Frustration kann sich zu Wut, Besorgnis in Angst und Schrecken entwickeln.

Zum Zeitpunkt, an dem Tiere mit Verhaltensproblemen ihr problematisches Verhalten an den Tag legen, tendiert dieses Verhalten oft bereits zum Extremen.

> Wichtig! Emotionen stellen bei Hunden einen Handlungsimpuls als Reaktion auf eine Situation dar.

Nach den neusten Forschungsergebnissen wird nicht ausgeschlossen, dass die Hunde tatsächlich die grundlegenden Emotionen wie Freude, Traurigkeit, Zorn und Angst genauso wahrnehmen wie wir Menschen.

7.2. Grundlegende emotionale Systeme

Es ist das reagieren auf Informationen, die über die Sinnesorgane ans Gehirn weitergeleitet werden.

- Such-System zur Nahrungssuche.
- Furcht-System zur Reaktion auf ungewöhnliche, potenziell gefährliche Ereignisse.

- Spiel-System und Fürsorge-System zur Aufzucht des Nachwuchses und Bildung wichtiger sozialer Bindungen.

Emotionen können bei der Art und Weise, wie Tiere überhaupt etwas erlernen, sogar eine bedeutende Rolle spielen, und setzen eine emotionale Bewertung als Grundlage zur Behandlung von Verhaltensproblemen ein.

Anwendung dieser Bewertung als Grundlage zur Behandlung von Verhaltensproblemen bei Hunden:
- erstmals von Verhaltensforschern aus Großbritannien.
- durch den Verhaltensforscher Peter Nevelli am Zentrum für angewandte Haustier-Verhaltensforschung.
- mittlerweile von Fachleuten für Verhaltenstherapien auf der ganzen Welt eingesetzt.

Wenn erkannt wird, dass die Hunde Emotionen haben, trägt dies zum Fortschritt in anderen Bereichen bei und es erschließt sich den Verhaltensforschern das Wissen, wie die Verhaltensprobleme Aggression, übermäßige Körperpflege und Ängstlichkeit wesentlich wirkungsvoller gelöst werden können.

7.3. DREI STUFEN DER EINSCHÄTZUNG DER EMOTIONALEN PROBLEME

- Emotionale Einschätzung des Hundes zum Zeitpunkt, als das Problem festgestellt wurde.
- Einschätzung des Stimmungszustandes, wie sich der Hund im Allgemeinen fühlt und verhält.
- Einschätzung, welche extremen und internen Faktoren im Einzelnen für das Anhalten des Problemverhaltens verantwortlich sind, obwohl viele unterschiedliche Versuche zur Problembehebung unternommen wurden.

Eine weitere tiefgründige Abhandlung dieser Problematik würde den Rahmen dieses Buches sprengen. Deswegen der Hinweis auf die Webseite www.coape.org für alle die, bei denen ein weiteres Interesse für dieses Wissensgebiet vorliegt.

8. Zwölf Gebote der Erziehung des Hundes

1. Beherrschung (nicht die Geduld verlieren).
2. Deinen Hund nur bestrafen, wenn er es versteht.
3. Du sollst Deinen Hund nicht anschreien (durch Anschreien wir der Hund ängstlich und verwirrt).
4. Du darfst den Hund nicht durch Kommandos und Zeichen verwirren (der Ton macht die Musik).
5. Keinen Fehler des Hundes, auch nicht den kleinsten, übersehen (Fehler des Hundes werden sonst zur Gewohnheit und lassen sich schlecht austreiben).
6. Du musst Deinen Hund für Gehorsam belohnen und nie auf Belohnungen warten lassen (der Hund wird dann jeden Befehl freudig ausführen).
7. Die Ausbildung des Hundes nicht zulange ausdehnen (Überforderung).
8. Benutze stets dieselben Ausdrücke und Zeichen, sonst weiß der Hund nicht, was er tun soll.
9. Gebrauche kurze Ausdrücke (Kommandosprache). Kurze Kommandos versteht der Hund und prägen sich im Gedächtnis ein.
10. Behandle Deinen Hund liebevoll - er ist dein Freund und Partner und wird Dich in Extremsituationen verteidigen. Der Hund erkennt, dass Du sein Rudelführer und Partner bist.
11. Pflege Deinen Hund selbst (Füttern, Trinken, Zwingerreinigung).
12. Beschäftige Dich mit Deinem Hund - Spielen ist ein Grundbedürfnis des Hundes und festigt die Partnerschaft (ein Hund, mit dem gespielt wird, schützt seinen Herrn in Extremsituationen).

VII.
Ausbildung und Führung von Hunden

Die Philosophie der Hundeerziehung besteht auf der einen Seite aus dem gesunden Menschenverstand und auf der anderen Seite über gründliche Kenntnisse vom Hund.

Schwerpunkte

- Ausbildung aus der Sicht des Hundes (nur so kann ein Hund verstehen, was wir wollen).
- Aufbauen auf vernünftige Ideen (Hund zeigen, was wir von ihm wollen).
- Übungen in kleinen, einfachen Schritten (einfache Schritte zeigen, dann üben bis zur Beherrschung, nächsten einfachen Schritt zeigen, dann üben …).

> <u>Beachte!</u> Ein Hund sollte nie korrigiert werden, wenn er auf eine Übung nicht eingeht, die ihm nicht gezeigt wurde.

- Ausgiebiges Loben (freundliches Tätscheln, Umarmung sind nötig, Leckerbissen akzeptabel).
- Sanften Druck ausüben.

> <u>Wichtig!</u> Der Hund muss immer zum Besitzer / Führer kommen; nie dürfen wir an den abseits sitzenden Hund herantreten.

1. ANWENDUNG VON LOB UND TADEL

Lob und Zwang sind als wechselseitige Bedingtheit aufzufassen und nach den Besonderheiten des jeweiligen Tieres ist das Verhältnis dieser beiden Pole zueinander richtig anzuwenden.

- <u>Lob:</u> Das Tier soll bei der Ausführung einer Reaktion die angenehme Lebenserfahrung sammeln, dass es durch
  - die Gabe von Futterbrocken,
  - durch Streicheln oder
  - lobende Hörlaute belohnt wird.

> <u>Beachte!</u> Appetitshappen dürfen nicht in eine zusätzliche Mahlzeit ausarten.

- <u>Zwang:</u> Durch Druck, Leinenruck, (Schlag) treten beim Hund leichte Hemmungen auf.

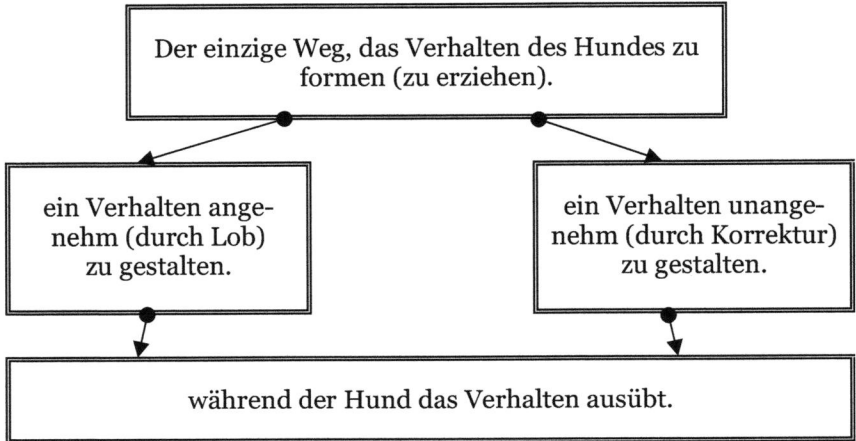

2. GRUNDMETHODEN DER ABRICHTUNG

Wenn ein Verhalten oft genug wiederholt wird, entwickelt der Hund daraus Gewohnheiten oder konditionierte Reaktionen.

Der Hund ist ein Gewohnheitstier!

Zwangsmethode
- Druck,
- Zug,
- (Schlag).

Methode der Belohnung
- Futterbrocken,
- Streicheln,
- Loben (Hörlaute).

Kontrastmethode
- Ausgewogenes Verhältnis von Lob und Zwang entsprechend der individuellen Veranlagung des Tieres.

Methode der Anknüpfung an das spezielle Triebverhalten

- Ausnutzung
  - der Nachahmung,
  - des Spieltriebes,
  - des Beutetriebes,
  - des Geschlechtstriebes,
  - des Meutetriebes usw.

> <u>Vorsicht!</u> Verlassen Sie sich niemals auf eine konditionierte Reaktion in gefährlichen Situationen.

Definition *„Konditionierte Reaktion"*
Ein vorhersehbares Verhalten auf einen Reiz oder ein Signal hin. Ein erzogener Hund reagiert zuverlässig auf Kommandos. Er zeigt viele konditionierte Reaktionen.

3. ZUSAMMENHANG ZWISCHEN HUNDEPERSÖN-LICHKEIT UND AUSBILDUNGSMETHODEN

Die Möglichkeiten der Kombination der drei Komponenten und ihrer unterschiedlichen Ausprägung sind jeweils von dem entsprechenden Hund abhängig, also unterschiedlich.

Warum müssen diese Komponenten nun bei der Ausbildung beachtet werden?

- Sie geben Hinweise auf die Reaktion des Hundes.
- Ermöglichen, die richtige Einstellung während der Übung zu entwickeln.
- Anhand der Erkenntnisse kann bestimmt werden, welche Trainingshilfen den größten Erfolg versprechen.

Komponenten der Hundepersönlichkeit		
Selbstvertrauen	Dominanz	Schmerz-empfindlichkeit
• aufgeschlossen • aus sich herausgehend • sehen • angsterfüllt	• dominant • unterwürfig	

Ausbildungsmethoden, die sich hieraus ergeben:

- scheue, unterwürfige Hunde
  - Niemals brutal, grob und angsteinflößend behandeln.
  - Freundliche, aber bestimmte Ausgeglichenheit brauchen diese Hunde.
- aufgeschlossene Hunde
  - Ununterbrochene Aufmerksamkeit während des Trainings.
- dominante Hunde
  - Will ständig den Ausbilder *„antesten"*.
  - Seien Sie darauf vorbereitet, sobald er die ersten Anzeichen zeigt.

> <u>Wichtig!</u> Hunde sind Einzelwesen, jeder hat seine eigene Persönlichkeit und angeborene Überempfindlichkeit. Der Hund muss entsprechend behandelt und erzogen werden.

4. DER RUDELFÜHRER

Der Mensch als Rudelführer eröffnet die Möglichkeit auf hundlicher Basis zu unterrichten.

Der Hund ist in

- <u>erster Linie</u> ein Canide (Gattung zu der Wölfe, Kojoten und Dingos gehören).
- <u>zweiter Linie</u> ein dominanter Hund.
- <u>dritter Linie</u> eine Rasse oder Mischung von Rassen.
- <u>vierter Linie</u> ein geliebter Gefährte.

Durch das Verständnis dieser wichtigen Unterschiede kann man den Erfolg bei der Erziehung der Hunde verbessern. Ein Hund kann nur deshalb Anordnungen von Menschen folgen, weil er instinktiv einen Rudelführer folgt.

5. BEGEGNUNG MIT DRITTEN

- Bei einer Begegnung mit Dritten ist der angeleinte Hund fest an der kurzen Leine zu führen, dass er Dritte nicht erreicht (abhängig vom Charakter des Hundes).

- Bei einem notwendigen Gespräch mit einer anderen Person den Hund erst absitzen lassen, kurz halten und am Hinterkopf kraulen, um den Kontakt mit dem Hund aufrechtzuerhalten (trifft in der Regel nicht für Schoßhunde zu).
- Beim Zusammentreffen sind missverständliche Gesten wie Schulterklopfen - Hunde können das als Angriff verstehen und zum Schutz ihres Herrchens angreifen (trifft auf Hunde zu, die besonders auf ihr Herrchen fixiert sind), zu unterlassen.
- Es gibt Situationen, wo es überlegenswert ist, dem Hund einen Beißkorb anzulegen:
  - Aufenthalt in öffentlichem Verkehrsmittel.
  - Aufenthalt in Menschenansammlungen.
  - Bei der Hundepflege.
  - Bei der tierärztlichen Behandlung.

6. TRANSPORT VON HUNDEN

- Hunde, die das Autofahren nicht gewöhnt sind, zeigen
  - Angst
  - Unruhe
  - und/oder Erbrechen.
- „autokranke" Hunde
  - Am Tage vor Antritt der Fahrt nicht füttern.
  - Verabreichung eines Mittels aus der Humanmedizin gegen Hundekrankheit.
- Fahrzeuge mit einer Abtrennung zwischen Transportraum und Fahrgastbereich nutzen. Bei mehreren Hunden hat eine zusätzliche Trennung der Hunde voneinander zu erfolgen.
- Beim Transport im Pkw, Kombi oder Anhänger können Hunde auch in speziell nach den Maßen des Fahrzeuges angefertigten Käfigen transportiert werden.

Wichtig! Kofferräume sind für den Transport von Hunden nicht geeignet.

- Hunde sind angeleint und das Leinenende aus dem Käfig heraushängend zulassen. Die Leine kann dann vor dem Öffnen der Tür erfasst werde.
- Während der Fahrt sind etwas die Scheiben zu öffnen (Vorsicht vor Zugluft!).
- Bei längeren Fahrten für den Hund einen Wasserkanister und Schüssel mitführen.

Beachte! Niemals darf der Hund neben dem Fahrer sitzen.

- An heißen Tagen
  - <u>Junge Hunde</u> stündlich Wasser geben.
  - <u>Erwachsene Hunde</u> alle zwei bis drei Stunden Wasser geben.
- Bei Fahrten von einigen Stunden Dauer ist das Füttern unzweckmäßig.
- Nach ca. 150 km eine Pause für sich und den Hund einlegen.
- Bei längeren Pausen nie den Hund allein im Auto lassen - auch im Frühling kann es bei direkter Sonneneinstrahlung im Auto brütend heiß werden.

7. VERHALTEN BEI AGGRESSIONEN DURCH DEN HUND

- Bei einem Angriff durch einen Hund
  - Regungslos stehen bleiben,
  - Ruhig auf den Hund einreden, selbst dann, wenn der Hund zugebissen haben soll.
- Jede kleinste Bewegung kann die Aggression des Hundes steigern.

Beachte! Verhält man sich ruhig, wird auch der Hund ruhig und kann angeleint bzw. in den Zwinger zurückgebracht werden.

- Jeder Besitzer eines Hundes muss damit rechnen, einmal gebissen zu werden.
  - Vorbeugung durch eine aktive Tetanus-Schutzimpfung.

- Bei einem Biss auf jeden Fall einen Arzt aufsuchen.

8. Störendes Begrüssungsritual

Er freut sich, er jault, er wedelt mit dem Schwanz - und dann setzt er zum Sprung an. Eigentlich ganz süß, wenn es ein Dackel ist. Problematisch, wenn es beim Bernhardiner passiert. Je größer der Hund ist, desto unangenehmer kann dieses Begrüßungsritual werden.

Wieso springen Hunde hoch?
Wenn die Hündin von der Jagd zurück kam, bettelten ursprünglich ihre Welpen mit diesem Verhalten nach Futter. Die Welpen schleckten ihr um das Maul, sodass die Hündin das Fressen wieder hochwürgte, um ihren Nachwuchs damit zu füttern.

Dieses Verhalten entwickelte sich nicht nur zum Begrüßungsritual zwischen Hunden. Der Hund will sein Herrchen oder Frauchen auch so begrüßen.

Wie gewöhne ich meinem Hund das Hochspringen ab?
Von Anfang an sollte man auf dieses Verhalten einwirken.

Was bedeutet das?

Der Hund darf den Menschen begrüßen, sollte aber dabei die Pfoten auf der Erde lassen. Dies bedeutet, dass nicht auf das Hochspringen des Hundes reagiert wird.

Da heißt:
- nicht angucken,
- nicht anfassen,
- nicht streicheln,
- nicht mit den Händen wedeln.

Jede Reaktion wird der Hund als Bestätigung auffassen. Deswegen drehen sie sich vom Hund weg oder schauen woanders hin.

Erst wenn Sie es schaffen, den Hund zu ignorieren, versucht er es mit einem neuen Verhalten.

Bei Welpen wird das relativ schnell der Fall sein, denn das stetige Hochspringen ist für sie sehr anstrengend.

Doch egal, wie lange es dauert, begrüßen Sie ihren Hund erst dann, wenn er alle vier Pfoten auf dem Boden hat. Springt der Hund wieder hoch, gehen sie sofort drei Schritte zurück.

So erhält der Hund eine eindeutige Reaktion.

Was ist bei älteren Hunden zu tun?

Bei erwachsenen Hunden kann es etwas länger dauern, bis man ihnen das Hochspringen abgewöhnt.

Bei sehr großen Hunden ist es ratsam, ihnen ein Geschirr anzuziehen. So haben sie die Möglichkeit den Hund notfalls anbinden oder wegführen zu können.

Bei kleineren Hunden kann ein Geschirr mit einer befestigten Leine sinnvoll sein. So kann man beim Training, wenn es sich notwendig erweisen sollte, schnell auf die Leine treten.

Das Üben bei großen Hunden ist eben nicht anders wie bei Welpen.

> Zum Hund hingehen und abwarten, bis er sich hinsetzt. Erst dann wird er gelobt, gestreichelt und begrüßt.

Was tun, wenn der Hund Fremde anspringt?

Sind sie mit ihrem Hund außer Haus unterwegs und wissen, dass er dort etwa Postboten, Jogger oder Fahrradfahrer anspringt, dann sollten sie ihren Hund vorsichtshalber an der Leine führen.

Taucht bei frei laufenden Hund in der Ferne eine fremde Person auf, sollten sie ihren Hund zu sich rufen und mit einem Leckerli ablenken.

So stehen die Chancen am besten, dass es gar nicht erst zum Hochspringen kommt.

In den eigenen vier Wänden kann man noch anders agieren.

- Den Gast einbeziehen. Er muss wissen, was er auf keinen Fall tun darf. Springt der Hund ihn bei der Begrüßung an, hat er sich abzuwenden. Das muss er solange machen, bis der Hund sitzen bleibt. Erst dann erfolgt die Begrüßung und der Hund wird vom Hundebesitzer mit einem Leckerli belohnt.
- Wenn es klingelt, den Hund erst einmal in einen anderen Raum bringen. Wenn der Besuch dann in der Wohnung ist und Platz genommen hat, kann der Hund ins Zimmer geholt werden.

Lässt der Hund trotz aller Bemühungen das Hochspringen nicht sein, sollte man versuchen die Ursachen zu finden. Dies könnten sein:
- Der Hund ist permanent gestresst.

- Der Hund bekommt zu wenig Schlaf.
- Der Hund ist überfordert.

Erst wenn die Ursachen geklärt sind, kann sich der Hund auf das Training konzentrieren.

9. Unnötiges Bellen des Hundes

Ob am Gartenzaun, hinter der Wohnungstür oder beim Anblick von Artgenossen bellen Hunde, weil es ihre Art ist, zu kommunizieren und ihre Stimmung auszudrücken.

Das ist normal!

Teilweise wurden Hunde gezüchtet, besonders viel und freudig zu bellen wie beispielsweise Jagdhunde oder auch Spürhunde. Sie zeigen mit ihren Bellen an, das sie etwas gefunden haben.

Problematisch wird es, wenn ein Hund ständig bellt und sich die Nachbarn beschweren.

Bellt ein Hund ständig, kann es verschiedene Gründe haben:
- Er möchte Aufmerksamkeit erregen.
- Er fühlt sich einsam.
- Er hat Langeweile und ist nicht ausgelastet.
- Er ist aufgeregt oder nervös.
- Er hat Angst oder ist unsicher.
- Er hat Schmerzen.

Je nach Rasse, Alter und Temperament müssen Hunde sowohl psychisch als auch physisch ausgelastete sein, um ausgeglichen und zufrieden zu sein.

Bellen ist oft unbewusst antrainiert.

Oft liegen die Ursachen für unerwünschtes Dauerkläffen auch beim Besitzer. Häufiges, unerwünschtes Bellen ist oft unbewusst antrainiert. Bis zu sieben verschiedene Belllaute gibt es:
- freudig
- ungeduldig
- traurig
- verzweifelt
- gelangweilt
- sauer
- empört

Abgewöhnung des Bellens vor dem Spaziergang oder dem Füttern.
Wenn der Hundebesitzer die Leine ergreift, die Jacke anzieht um die Wohnung zu verlassen ist es für dem Hund klar, es geht raus zum Spaziergang.

Und was macht der Hund in diesem Moment?

Er bellt vor Freude, weil es hinaus geht in die freie Natur. In diesem Moment wir der Hund positiv bestärkt.

Beim nächsten Mal bellt der Hund vielleicht schon, wenn Sie zum Schlüssel greifen.

Was kann man da machen, um den Hund das Bellen abzugewöhnen?

Stehen bleiben, bis sich der Hund beruhigt hat und leise ist. Erst dann sollte man das Haus verlassen.

Unerwünschtes Bellen wird auch bestärkt, wenn der Hund sein Futter bekommt. Auch hier gilt - Futter gibt es erst dann, wenn der Hund leise ist.

Klingelt es an der Haustür und der Hund fängt an zu bellen, den Hund auf seinen Platz schicken. Hört er auf zu bellen, den Hund unbedingt loben und belohnen. Kläfft er weiter den Hund einfach nicht mehr beachten.

Mit den Anweisungen wie *„Aus!"* oder *„Schluss!"* wird der Hund nur in seinem Verhalten bekräftigt, weil er Aufmerksamkeit bekommt.

Bei Besuchen sollten bellende Hunde, solange ignoriert werden - kein Wort und kein Blick - bis der Hund sich beruhigt hat. Erst dann darf der Hund gelobt werden. Damit wird dem Hund vermittelt, welches Verhalten sich positiv für ihm auszahlt.

Wie kann ich dem Hunde das Bellen im Garten und in der Wohnung abgewöhnen?

Warum läuft ein Hund im Garten hin und her und beginnt jedes Mal am Gartenzaun an zu bellen?

Kann es sein, dass er sein Revier verteidigen oder Artgenossen mitteilen will mehr Distanz zu wahren?

Zeigt der Hund am Zaun unerwünschtes Verhalten und reagiert nicht auf ein Unterlassungskommando kann eine lange Leine sehr hilfreich sein. Es können ganz sanft über die Leine notwendige Signale an den Hund gegeben werden. Schaut der Hund zum Herrchen und kommt im Idealfall zurück, loben, streicheln und belohnen sie den Hund.

Der Hund fühlt sich im Garten allein gelassen und *„ruft"* mit dem Bellen nach seinem Herrchen.

Man kann dieses Bellen als Trennungsbellen bezeichnen.

Wölfe, die ihre Rudelmitglieder *„rufen"*, vokalisieren ebenso einen Trennungsschmerz.

Aus Hundesicht scheint dieses Trennungsbellen verständlich. Denn Hunde sind hochsoziale Wesen, die in Familienbänden leben. Sie verstehen nicht, wenn der Rudelchef sie allein lässt. Hunde müssen lernen, dass ihr Herrchen ihn auch mal allein lässt, aber er immer wieder kommt.

Dazu eine Übung:

Das Zimmer verlassen und die Tür schließen. Einige Sekunden vor der Tür warten und dann die Tür wieder öffnen und ins Zimmer gehen. Das täglich mehrmals wiederholen. Nach und nach die Zeit steigern, die vor der Tür gewartet wird. Es sollte aber auf keinen Fall zu dem Hund zurückgekehrt werden, wenn er bellt oder winselt. Mit der Rückkehr ins Zimmer würde er in seinem Verhalten bestärkt. Die Eingewöhnungszeit kann Wochen dauern.

> Den Hund nur im Ausnahmefall mal über sechs Stunden alleine lassen.

Kommen Sie dann zurück ins Haus und legt sich der Hund zufrieden und ruhig auf seinen Platz, kann die Wohnung wieder beruhigt verlassen werden. Der Hund muss langsam an eine längere Abwesenheit seines Herrchens gewöhnt werden. Der Hund muss registrieren, dass sein Herrchen immer wieder zurückkommt.

Hundebellen mit Kommando stoppen.

Mit dem Bell- und Schweige-Kommando *„Psst"* kann der Hund gestoppt und der notwendige Erfolg erreicht werden. Dazu ist aber einige Übung mit dem Hund notwendig.

Der Hund ist zunächst zum Bellen zu animieren. Es gibt da mehrere Möglichkeiten, wie das zu erreichen ist. So z. B. mit einem Leckerbissen in der Hand vor den Hund stellen und ihn daran schnuppern lassen. Die Hand zurückziehen und mehrmals den Vorgang wiederholen. Irgendwann wird der Hund, wie sagt man so schön, die Schnauze voll haben und er wird anfangen zu bellen, um an den Leckerbissen zu kommen.

Den Hund zwei, bis dreimal bellen lassen, um dann einen Finger vor den Mund zu legen und *„Psst"* zu zischen. Sobald der Hund verstummt, bekommt er sein Leckerbissen. Das ist des Öfteren zu wiederholen.

Reagiert der Hund auf das Hörzeichen *„Psst"* beim Bellen ohne Anlass, dann haben sie ihr Ziel erreicht. Aber nicht vergessen, den Hund dafür großzügig zu belohnen.

10. PRAKTISCHE ERFAHRUNGEN

- Hundeerziehung braucht Zeit.
- Wenn der Hund auf Sie hören soll, dann muss er erzogen werden.
- Verständnisvolle Erziehung des Hundes ist gesund für die geistige Entwicklung und fördert sein Selbstvertrauen.

<u>Wichtig!</u> Liebe ist genauso wichtig bei der erfolgreichen Erziehung wie Korrektur - wenn Sie fair angewandt wird.

- Hunde folgen nur dem, der sie erzieht.
- Hunde lernen durch Verhaltensabläufe.
  - Wenn sich ein Verhalten als angenehm erweist, wiederholen Sie es.
  - Wenn ein Verhalten Unbehagen auslöst, vermeiden Hunde dieses Verhalten.
- Richtiger Zeitpunkt der Korrektur.
  - Wenn er daran denkt, ein unerwünschtes Verhalten zu zeigen.
  - Wenn der Hund gerade etwas Falsches tut.

<u>Falsch!</u> Wenn Sie am Ort des Geschehens ankommen und die Tat bereits begangen wurde (Korrektur nicht angebracht).

- Hunde haben keine moralischen Vorstellungen von Gut und Böse wie bei Menschen.

Fehler in der Hundeerziehung werden gemacht
- bei einer ziellosen Ausbildung.
- bei Unkenntnis der Erziehungsmethoden.

VIII.
KOMMANDOS UND HÖRZEICHEN

Es gibt zwei Gründe, dass der Hund auf Kommandos hört:

1. Grund:
weil der Hund klar versteht, was wir von ihm wollen, wenn wir es ihm sagen.
2. Grund:
gehorcht er, weil er weiß, dass er muss.

Soll ein Hund gehorchen, sind ihm erst die Bedeutungen der Hörzeichen beizubringen:
- finden eines Weges, damit der Hund das erwünschte Verhalten zeigt. Gleichzeitig muss er das entsprechende Hörzeichen hören.
- muss eine Verbindung zwischen Hören und Verhalten hergestellt werden, d. h. wiederholen.

1. GRUNDREGELN

- Wählen Sie zum Übungsbeginn eine Umgebung, die das Lernen fördert.
- Üben Sie täglich.
- Gewöhnen Sie den Hund nicht an ein Schema.
- Teilen Sie die Übungen in einfache Schritte auf.
- Denken und handeln Sie stets wie ein Rudelführer.
- Keine Wutausbrüche bei der Ausbildung.
- Gestalten Sie das Training abwechslungsreich und freudvoll.
- Setzen Sie den Namen des Hundes unbedingt ein.
- Geben Sie immer nur ein Hörzeichen.

2. BEDEUTUNG DER KÖRPERSPRACHE FÜR DEN HUND

Die Körpersprache kann erfolgen durch
- Gesichtsausdruck,
- Hörlaute (Kommandos),
- Lautstärke, Tongebung der Stimme,

- Gesten,
- Haltung, Bewegungstempo,
- Kleidung,
- Geruch.

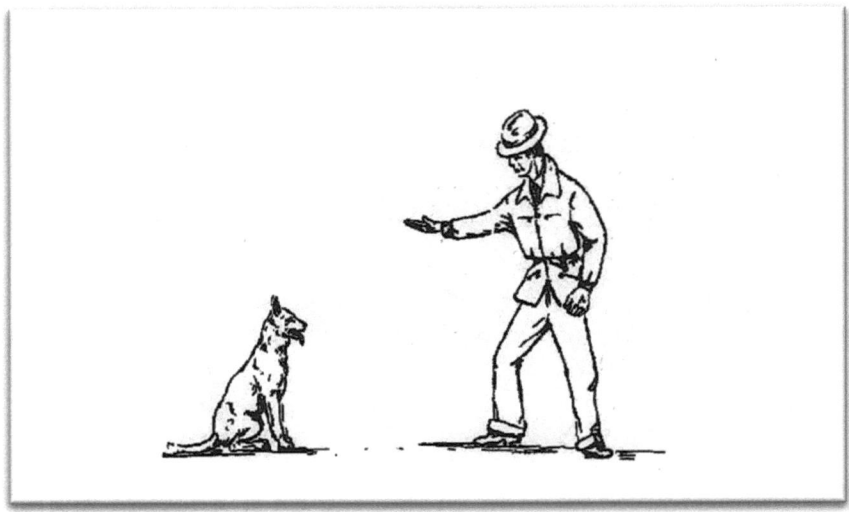

Dabei ist der eine schnell, der andere hastig, der Dritte übereilt, mancher lässig und wieder ein anderer langsam.

Auf alle diese typischen Bewegungen reagiert das Tier. Deshalb müssen die Bewegungen stets ruhig und gleichmäßig sein.

- Sichtzeichen oder Gesten werden mit dem Hörlaute gekoppelt.
- Die Gesten müssen, um eine gute Differenzierung bei dem Hund zu erreichen, als Sichtzeichen deutlich voneinander zu unterscheiden sein.
- Das Eintrainieren von Sichtzeichen führt ohne größere Schwierigkeiten sehr schnell zum Erfolg, da der Hund auf die geringste Bewegung reagiert.

3. BELOHNUNG UND KORREKTUR

Hundeerziehung basiert auf der Verständigung zwischen Hund und dem Ausbilder. Dies erfolgt über

3.1. LOB

- Ermutigen des Hundes, dieses Verhalten in der Zukunft zu wiederholen.
- Befriedigen zwei grundsätzlicher Bedürfnisse des Hundes.
  - sozialer Kontakt
    Streicheln
    Spielen
    verbales Loben
  - Nahrung

3.2. KORREKTUR

Wenn der Hund gerade etwas Unerwünschtes tut.

3.2.1. NATÜRLICHE KORREKTUREN.
- „Nhaa!" mit tiefer grollender Stimme - für abbrechen.
- Bei Notwendigkeit schütteln im Nackenfell.
- Wenn das nicht hilft, können Sie ihn über den Fang kneifen (leicht zwischen Fang und Augen).

Aber Vorsicht dabei!

Man benötigt Lob und Korrektur, um das Verhalten des Hundes zu formen und eine erfolgreiche Gehorsamserziehung durchzuführen.

4. LEINENFÜHRIGKEIT UND FREIFOLGE

Leinenführigkeit ist die Voraussetzung für die Freifolge.

4.1. LEINENFÜHRIGKEIT

- Auf das Kommando *„Fuß"* (kurz und energisch ausgesprochen) muss der angeleinte Hund an der linken Seite in jeder Gangart und Gangrichtung folgen. Die rechte Schulter des Hundes sollte sich am linken Bein befinden. Die Leine hat dabei locker durchzuhängen und darf weder der, der den Hund führt noch den Hund im Schritt hindern.
- Bei Notwendigkeit einen Leinenruck.

- Bleibt der Hundeführer stehen, hat sich der Hund selbstständig zu setzen.

4.2. FREIFOLGE

- Auf den Hörlaut *„Fuß!"* hat der unangeleinte Hund seinem Führer an der linken Seite in jeder Gangart und nach jeder Richtung freudig zu folgen.

5. FÄHRTENTÄTIGKEIT

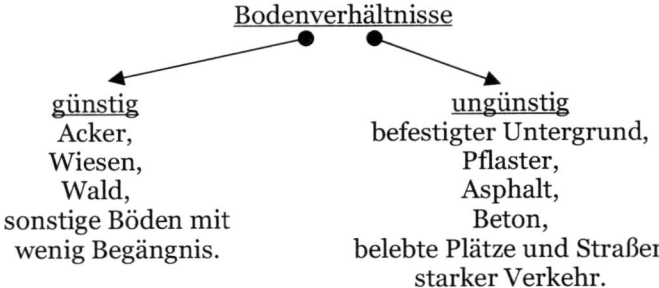

Bodenverhältnisse

günstig	ungünstig
Acker,	befestigter Untergrund,
Wiesen,	Pflaster,
Wald,	Asphalt,
sonstige Böden mit	Beton,
wenig Begängnis.	belebte Plätze und Straßen
	starker Verkehr.

Die Bodenverhältnisse und Witterungsbedingungen haben einen günstigen aber auch ungünstigen Einfluss auf den Erfolg der Fährtentätigkeit des Hundes.

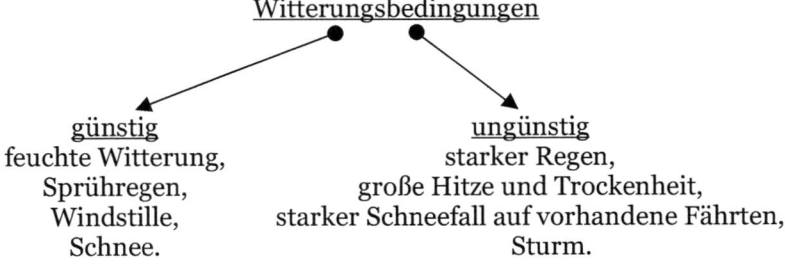

Witterungsbedingungen

günstig	ungünstig
feuchte Witterung,	starker Regen,
Sprühregen,	große Hitze und Trockenheit,
Windstille,	starker Schneefall auf vorhandene Fährten,
Schnee.	Sturm.

Ausgangsstellung

- Der Führer des Hundes tritt hinter den Hund und ergreift mit beiden Händen die Leine, dabei beugt er sich leicht nach vorn und gibt das Kommando: *„Such!"* (Notfalls wiederholen).
- Geht der Hund wie gewünscht vorwärts, ihn Loben mit *„So ist brav".*

> **Wichtig!** Keine Hektik, dem Hund die Möglichkeit geben, die Spur in aller Ruhe geruchlich zu erfassen und zu greifen.

Fährtentätigkeit

- Wenn der Hund zwar sucht aber nicht den Fährtenverlauf folgt das Hörzeichen *„Pfui"* geben.
- Aussprache der Hörzeichen:
  - *„Such"*   ruhig, aber bestimmt.
  - *„So ist brav"*   lobend.
  - *„Pfui"*   kurz und hart, doch Vorsicht, den Hund nicht durch zu viel Härte in der Stimme verprellen.

IX.
METHODISCHE HINWEISE UND ÜBUNGEN ZUR ANWENDUNG VON HÖRZEICHEN

1. WICHTIGE REGELN FÜR DIE AUSBILDUNG

- Rennen Sie niemals hinter ihrem Hund her, nachdem Sie diesen gerufen haben und er nicht kommt. Das löst einen Fluchtinstinkt aus, und er lernt, bei dem Hörlaut *„Hier!"* davon zu laufen.
- Rufen Sie den Hund nicht in einer Situation, von der Sie genau wissen, dass er sowieso nicht kommt. Das bringt ihm nur bei, das *„Hier!"* zu missachten.
- Bei der Anwendung der Körpersprache
  - den Anblick des Rückens mit *„Bleib!"* zu verbinden.
  - den Anblick der Brust mit *„Hier!"* zu verbinden.
  - Kommando *„Hier!"* - mit der offenen Handfläche des rechten Armes einen weiten Bogen mit dem Arm zur Brust schlagen.
- Der Hund hat drei Möglichkeiten, einer bedrohlichen Situation zu begegnen

- Er beißt.
- Er unterwirft sich.
- Er läuft davon.
• Verhindern des Bellens eines Hundes
  - Geben des Hörzeichens *„Ruhig".*
  - Einige Minuten lang den Fang zu halten, aber nicht zu fest.

2. HÖRLAUTE UND IHRE ANWENDUNG

2.1. AUSSPRACHE DER HÖRLAUTE

• Lautstärke der Aussprache
  - Tonhöhe
  - Tonstärke
• Tonfall der Aussprache
  - ermunternd
  - üblich befehlend
  - drohend verbietend

2.2. EINHEITLICHE HÖRLAUTE

Für die Abrichtung und Führung des Hundes sind bestimmte Hörlaute (Hörzeichen, Kommandos) zu verwenden, die sich klar und scharf voneinander unterscheiden müssen.

• *„Fuß"*
  - kurz und energisch ausgesprochen.
  - den Hund zum Folgen auffordern.
• *„Bei Fuß"*
  - den Hund zum Folgen auffordern.
• *„Sitz"*
  - Bei der Aussprache das „i" etwas betonen „Siiitz".
  - den Hund zum Hinsetzen auffordern.
• *„Sitz bleib".*
  - den Hund zum Sitzen bleiben auffordern.
• *„Nhaa"*
  - Das Wort sollte tief und grollend gesprochen werden, es sollte dem Knurren nachempfunden sein.
  - dem Hund etwas verbieten.

- *„Hier"*
  - bestimmt ruhig und etwas gedehnt sprechen mit der Betonung des Selbstlautes *„Hiiier"*.
  - gleichzeitig dabei in die Hände klatschen, auf die Oberschenkel oder pfeifen.
  - den Hund abrufen.
- *„Bleib"*
  - den Hund zum Verbleiben am Ort auffordern.
- *„Platz"*
  - kurz und kräftig (scharfer Befehl) geben mit Betonung des Selbstlautes *„a"*.
  - gleichzeitig rechter Arm über den Kopf erhoben, rechte Handfläche offen und zum Hund.
  - den Hund zum Hinlegen auffordern.
- *„Platz bleib"*
  - das erste Wort kurz und hart aussprechen, das zweite etwas gedehnt.
  - gleichzeitig offene Handfläche vor das Hundegesicht halten.
  - den Hund zum Ablegen auffordern.
- *„Steh"*
  - gedehnt „Steeeh" aussprechen.
  - Hund zum Stehenbleiben auffordern.
- *„Steh bleib"*
  - das erste Wort kurz und hart gesprochen, dass zweite etwas gedehnt.
  - Hund zum Verbleib am Ort auffordern.
- *„Lauf"*
  - im Befehlston gesprochen.
  - Hund auffordern, sich in Bewegung zu setzen.
- *„Hopp"*
  - kurz gesprochen.
  - Hund zum Springen auffordern.
- *„Geh" oder „Pfiu"*
  - kurz und energisch gesprochen, doch vorsichtig, den Hund nicht durch zu viel Härte in der Stimme verprellen.

- Gleichzeitig kann dies mit dem Aufstampfen des Fußes unterstrichen werden.
- für alles, was der Hund nicht soll, z. B.: Lecken, Schnüffeln an den Ecken usw.

- *„Kriech"*
  - etwas gedehnt aussprechen.
  - Hund zum Kriechen auf dem Boden auffordern.
- *„Gib Laut"*
  - normal gesprochen.
  - Hund zum Bellen auffordern.
- *„Pass auf"*
  - Worte suggerierend sprechen,
  - gleichzeitig dabei einen Finger erheben.
  - Hund zur Aufmerksamkeit bzw. Sicherung von Objekten auffordern.
- *„Such"*
  - Ruhig aber bestimmt, gedehnt sprechen.
  - Hund zur Spurensuche auffordern.
- *„So ist brav"*
  - Liebevoll und gedehnt gesprochen mit Betonung des Selbstlautes *„O"* kurz und scharf gesprochen.
  - Gleichzeitig den Hund streicheln oder Leckereien geben.
  - Zum Loben, wenn der Hund etwas richtig gemacht hat.
- *„Aus"*
  - Kurz und scharf gesprochen.
  - Zum Herausgeben Bringeholzes bzw. anderer Gegenstände.
- *„Bring"*
  - Kurz ausgesprochen.
  - Zum Apportieren.
- *„Such"*
  - Kurz gesprochen.
  - Hund zur Suche auffordern (Quadratsuche).
- *„Kletter"*
  - Energisch gesprochen.

- Hund auffordern zum Ersteigen von Leitern, Lauf über Schwebebalken usw.

3. ÜBUNGEN ZUR ERLERNUNG DER WICHTIGSTEN HÖRZEICHEN (HÖRLAUTE, KOMMANDOS)

In diesen Abschnitt geht es darum, mit welchen Methoden und Mitteln dem Hund die richtigen Reaktionen antrainiert werden, die nach dem geben eines Hörlautes (Hörzeichen, Kommandos) erwünschenswert sind. Im Vordergrund stehen dabei die Hörzeichen für den täglichen Gebrauch.

- *„Fuß", „So ist brav",*
- *„Sitz",*
- *„Sitz, bleib",*
- *„Nhaa",*
- *„Bei Fuß",*
- *„Hier",*
- *„Platz",*
- *„Platz, bleib",*
- *„Steh",*
- *„Steh, bleib",*
- *„Lauf",*
- *„Voraus",*
- *„Geh" oder „Pfiu".*

3.1. HÖRZEICHEN „FUSS", „SO IST BRAV"

- Stellen Sie sich an die rechte Seite des Hundes und haken Sie die Leine am Halsband ein. Ohne die Leine anzuspannen, halten Sie deren Ende in der linken Hand, sodass Sie zwischen den Händen in einem Bogen herunterhängt.
- Der Hund sollte sich an Ihrer linken Seite befinden und seine Schulter sollte sich - bei einem größeren Hund - auf der Höhe Ihres Oberschenkels befinden.

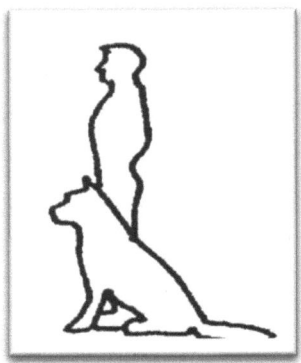

Methodischer Hinweis: Leine über die Schulter legen mit der rechten Hand halten, die linke frei lassen.

- Machen Sie den Hund auf sich aufmerksam, in dem Sie ihm beim Namen rufen. Beim Angehen geben Sie das Hörzeichen „Fuß" zusammen mit einem sanften Ruck vorwärts an der Leine.
- Wenn der Hund Fehler begeht und nicht auf gleicher Höhe mit dem Hundeführer (etwa in Kniehöhe) läuft ist der Hund zu korrigieren durch das Hörzeichen „Fuß" mit gleichzeitigem Ruck und loslassen der Leine in Richtung des Hundeführers.

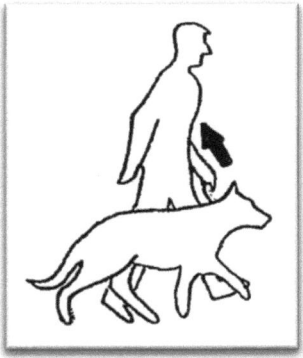

Beachte! Der Hund hat sich nach seinen Hundeführer zu richten und nicht umgekehrt.

206

- Jedes Abweichen ist fehlerhaft und muss korrigiert werden. Je intensiver und kräftiger eingewirkt wird, desto schneller wird es der Hund begreifen, dass nur exaktes Laufen Lob und ein Leckerchen einbringt.

> **Beachte!** Zum Schluss ist immer die Grundstellung einzunehmen mit dem Hörzeichen „Sitz".

3.2. RICHTUNGSÄNDERUNGEN

Bei Richtungsänderungen wie Kehrtwendung, Abbiegen bzw. Ändern des Schritttempos ist Folgendes zu beachten:

- Kehrtwendung: Im rechten Winkel ab, weg vom Hund drehen. Entgegensetzte Richtung weiter gehen.

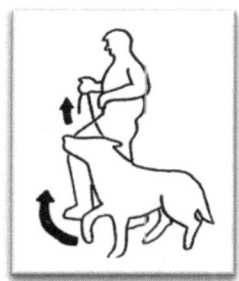

- Rechte Wendung: Aus dem Schritt eine schnelle Wendung nach rechts machen. Kommando „Fuß" und anschließend ein kräftiger Leinenruck nach oben rechts. Der Hund sollte um sie herum gehen. Danach den Hund loben und noch einen Schritt weiter gehen.
- Linke Wendung: Bei der Linkswendung das Kommando „Fuß" geben, den Hund leicht mit der Leine bremsen und mit dem rechten Knie die Wendung einleiten. Die Wendung erfolgt zu dem Hund hin. Dabei bekommt der Hund das Knie an den Kopf und wird später versuchen, diesem Übel auszuweichen. Das Loben nach exakter Ausführung darf hier nicht vergessen werden

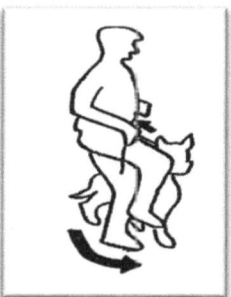

> **Beachte!** Bei der Linkswendung um den Hund herum gehen.

> **Methodischer Hinweis:** Der Trainierende muss vorher die Technik der Wendung beherrschen, d. h., die Wendungen sind vorher ohne Hund zu üben.

- <u>langsamer Schritt:</u> Langsame und gleichmäßige Schritte machen, dann zum normalen Schritt übergehen.
- <u>schneller Schritt:</u> Lauf mit hochgezogenen Knien, dann zum normalen Schritt übergehen.
- Wenn Sie stehen bleiben, fassen Sie den Hund über den Körper mit der rechten Hand die Leine, befehlen ihm mit dem Hörzeichen *„Sitz"* zu sitzen. Drücken Sie den Hund sanft mit der linken Hand im Sitz. Mit der Zeit wird der Hund jedoch lernen, automatisch abzusitzen.
- Automatischen Sitz bei Fuß (Methodischer Hinweis):
  - Achten Sie darauf, dass Sie erst stehen bleiben, wenn sich der Hund bei Fuß befindet.
  - Planen Sie den Stopp. Haben Sie sich darauf eingestellt, stoppen Sie plötzlich ab.
  - Geben Sie den Ruck / Lockerlassen nach oben zurück zur Rute hin.
  - Das veranlasst den Hund zu sitzen.
  - Geben Sie gleichzeitig das Hörzeichen „Sitz".
  - Loben Sie den Hund tüchtig, wenn er sitzt.
  - Es ist egal, ob er schief sitzt. Ihr Ziel ist es, dass der Hund Sie beobachtet und sich setzt, wenn Sie anhalten.

<u>Merke!</u> Übung auch ohne Leine durchführen.

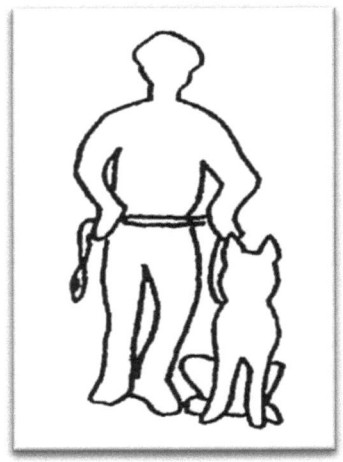

3.3. HÖRZEICHEN „SITZ"

Rufen Sie den Hund beim Namen und geben Sie den Hörlaut *„Sitz"*.
Beim Aussprechen des Hörzeichens ist zur besseren Differenzierung,
wie bereits erwähnt, für den Hund der Selbstlaut *„i"* etwas zu betonen.
Mitunter ist es angebracht das Hörlaute gedehnt - wie *„Siiitz"* auszuspre-
chen. Dabei ist es wichtig, immer nur ein Hörzeichen zu geben.

Ziel
Dass sich der Hund zuverlässig und rasch setzt, auch aus der Bewegung
heraus. Wenn Sie um den Hund im Kreis gehen, muss er sitzen bleiben.
Gegeben falls durch unterschiedliche Methoden zum Erfolg bringen.

Unterschiedliche Methoden
* Unter Zwang
  - Führen Sie die rechte Hand zwischen Hals und Halsband. Hand-
    fläche nach oben. Gleiten Sie mit der linken Hand die Wirbelsäule
    entlang.

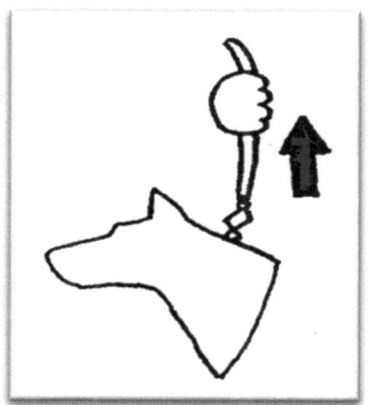 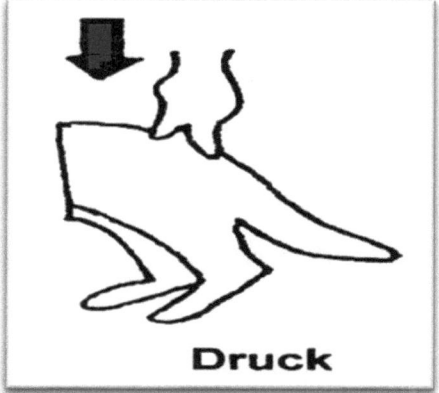

  - Ziehen Sie am Halsband sanft nach oben, und drücken Sie den
    Hund mit der linken Hand in die Sitzposition.

* durch Locken
  - Halten Sie einen für den Hund interessanten Gegenstand über sei-
    nen Kopf, sodass er sich setzt.

> **Beachte!** Korrigieren Sie nicht gleichzeitig mit dem Hörzeichen, sondern lassen Sie dem Hund einige Sekunden. Wiederholen Sie das Hörzeichen nicht.

Überprüfungen

- Kontrollierter Test von vorn
  - Vor den Hund stellen.
  - Setzt er sich nicht, rucken und lockern Sie mehrmals am Halsband.
  - Der Ruck sollte nach oben und hinten Richtung Rute gehen.
- willkürliche Sitzübung
  - Hörzeichen beim Gehen geben.
  - Setzt er sich nur zögernd, rucken und lockerlassen der Leine in Richtung Rute.
- ohne Leine
  - Sitz der Hund zuverlässig, ist er ohne Leine zu testen.
- Sitz auf Hörlaut aus der Platzlage

Sitz auf Handzeichen

- Rechten Arm mit der Handfläche zum Hund erheben.
- Beim Heben der Hand, den Ellenbogen biegen, dass die Handfläche auf die eigene Schulter zeigt.
- Danach den Arm wieder nach unten lassen.

3.4. HÖRZEICHEN „SITZ, BLEIB"

Eine Gehorsamkeitsübung, bei der der Hund an einem angewiesenen Platz sitzen bleibt, bis er mit einem speziellen Signal entlassen wird. Diese Übung ist nützlich, damit der Hund bei der Begrüßung keinen Menschen anspringt.

- Beginnen Sie mit dem links sitzenden Hund. Machen Sie die Leine ab, halten Sie ihn aber mit der Hand fest.
- Geben Sie das Hörzeichen und Handzeichen *„Bleib"* von vorne.
- Gehen Sie nun, den Rücken zum Hund weg und beobachten Sie ihn über die Schulter. Gehen Sie einen Meter und drehen Sie sich zum Hund um.

- Beobachten Sie den Hund sorgfältig. Wenn er sich rührt, Hörzeichen *„Nhaa"* geben. Sie gehen zurück, leinen den Hund an und korrigieren ihn. Setzen Sie ihn auf den Ausgangspunkt zurück. Vermeiden Sie dabei Handkontakte. Benutzen Sie Leine und Halsband zur Korrektur.
- Bewegt sich der Hund nicht, bleiben Sie im Abstand von 1,20 Metern stehen und leinen ihn wenigstens fünf Minuten lang ab.
- Gehen Sie danach zum Hund zurück, sodass er links neben Ihnen zu sitzen kommt.
- Lassen Sie den Hund frei und loben Sie ihn.

<u>Merke!</u> Wird der Hund bei diesem Schritt sicher, dehnen Sie die Zeit des Sitzens ohne Leine in kleinen Schritten aus.

- Bei weiteren Übungen Abstand erweitern bis sechs Meter Entfernung und *„Sitz, bleib"* außer Sucht.

3.5. HÖRZEICHEN „NHAA"

- Hundesprache für *„Nein! Hör sofort damit auf!"*
- Das Wort sollte tief und grollende gesprochen werden, es soll dem Knurren nachempfunden werden, wie bereits gesagt.

3.6. HÖRZEICHEN „BEI FUSS"

- Der Hund geht an der linken Seite des Führers und passt sich dessen Geschwindigkeit und Richtung an.
- Das Hörzeichen *„Bei Fuß"* ist wichtig, wenn man den Hund sicher unter Kontrolle haben muss oder wenn keine Leine vorhanden ist.

3.7. HÖRZEICHEN „HIER"

- Mit dem Hörzeichen *„Hier"* versuchen wir den Hund einzufangen.
- Das Herankommen sollte dabei für den Hund angenehm sein.
- Begeben Sie sich auf die Ebene des Hundes und rufen Sie ihn mit angenehmer Stimme (mit Handklatschen auf die Oberschenkel oder Pfiff).
- Der Hund kommt und setzt sich direkt vor ihnen hin.

- Lassen Sie dem Kommando viel Lob folgen.
- Rufen Sie niemals den Hund heran und korrigieren Sie ihn dann. Der Hund fühlt sich für das Herankommen bestraft.

Methodische Hinweise

- mit langer Leine
  - Benutzen der langen Leine, um das „Nicht-Kommen" zu üben.
  - Heben Sie die lange Leine auf und gehen Sie rückwärts vom Hund weg.
  - Zeigen Sie ihm ein Lockmittel, während er auf Sie zu rennt.
- Übung ohne Leine
  - Nachdem *„Bleib"* gehen Sie mit dem Rücken zum Hund weg.
  - Beobachten Sie den Hund über die Schulter.
  - Nach etwa 10 Metern drehen Sie sich um und schauen den Hund an.
  - Warten Sie 10 Sekunden, hocken Sie sich hin und rufen seinen Namen und *„Hier"*, gefolgt von überschwänglichem Lob.
  - Sowie der Hund herankommt, zeigen Sie ihm das Lockmittel, damit er nicht vorbei rennt.

3.8. HÖRZEICHEN „PLATZ"

Das Hörzeichen *„Platz"* kann während der Bewegung des Hundes bzw. imstand gegeben und ausgeführt werden.

- Beginnen Sie mit dem links sitzenden Hund.
- Halten Sie die Leine in der rechten Hand. Die linke Hand (Handfläche nach unten) greift die Leine in der Mitte zwischen rechter Hand und Hund.
- Stehen Sie aufrecht, aber entspannt. Verkrampfen Sie sich nicht.
- Geben Sie das Hörzeichen „Platz" kurz und kräftig (scharfer Befehl).
- Legt sich der Hund, überschwänglich loben.
- Legt sich der Hund nicht sofort, gibt es drei Methoden, den Hund dazu zu bringen.

1. Methode: Herunterdrücken des Hundes auf Kruppe und Widerrist.

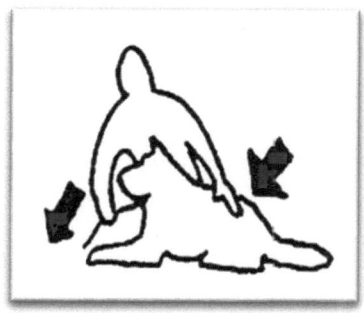

2. Methode: Herunterdrücken auf Widerrist, gleichzeitig Ruck / Lockerlassen mit der Leine nach vorn.

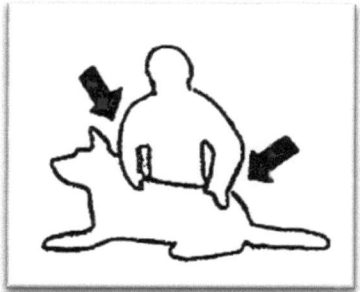

3. Methode: Die in der rechten Hand gehaltene Leine unter den Schuh des rechten Beines durchziehen und gleichzeitig den Hund mit der linken Hand am Widerrist niederdrücken. Wobei Zug mit der Leine, Niederdrücken und Hörzeichen *„Platz"* zugleich erfolgen müssen.

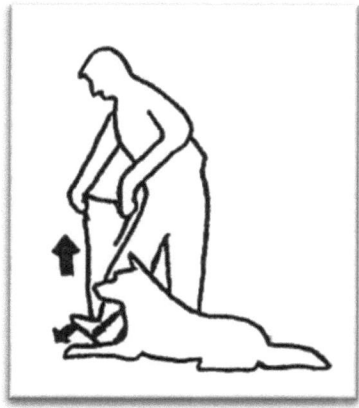

- Darauf achten, dass Hörlaut *„Platz"* nicht wiederholt wird.
- Sobald sich der Hund legt, aufhören zu rucken und tüchtig loben.
- Der Hund muss immer parallel zum Hundeführer liegen, nicht schräg oder quer. Sofort korrigieren.

- Der Hund muss eine Zeit liegen bleiben, ohne die Position zu verändern.

> Merke! Mit zunehmender Sicherheit des Hundes, den Abstand zwischen Hund und sich vergrößern.

In Verbindung mit dem Hörzeichen „Platz" können auch Handzeichen gegeben werden, die sich der Hund merkt.

Handzeichen

- Rechter Arm über den Kopf erhoben.
- Rechte Handfläche ist offen und zum Hund gerichtet.

> Wichtig! Diese Übung muss in jeder Situation ausgeführt werden. Also oft und gründlich üben.

3.9. HÖRZEICHEN „PLATZ, BLEIB"

Eine der wichtigsten Gehorsamsübungen. Er Hund muss an einem bestimmten Platz liegen bleiben, bis er auf ein Signal hin entlassen wird.

- Wählen Sie einen Platz, an den sich der Hund legen kann und wo er bleiben soll.
- Legen Sie das Ausbildungshalsband um und leinen Sie den Hund an.
- Sagen Sie „Platz" und legen Sie dabei den Hund ab.
- Als Handzeichen halten Sie den Hund die offene Handfläche kurz vor das Hundegesicht.
- Gehen Sie nicht weiter als einen halben Meter vom Hund weg.
- Sie können stehen oder auf einen Stuhl sitzen, aber setzen Sie sich nicht zum Hund auf den Boden.
- Beobachten Sie den Hund sorgfältig.
- Lassen Sie den Hund volle zehn Minuten liegen.
- Der beste Zeitpunkt, den Hund zu korrigieren ist, wenn er daran denkt aufzustehen.
- Wenn Sie glauben, dass er daran denkt, sagen Sie „Nhaa".

- Warten Sie mit der Korrektur nicht, bis er aufsteht.
- Legen Sie die Leine vor den Hund aus. Treten Sie darauf, wenn er aufstehen will.
- Erlauben Sie den Hund nicht an der Leine zu kauen. Tut er es, sagen Sie *„Nhaa"* und nehmen Sie es ihm aus dem Maul. Geben Sie ihm stattdessen eine Kaustange.
- Zum Ende der bestimmten Zeit kehren Sie zum Hund zurück, sodass er sich an Ihrer linken Seite befindet. Entlassen Sie ihn nun aus dieser Position.

Merke! Bis auf 20 Minuten ausdehnen.

- Hund muss auch liegen bleiben, wenn der Hundeführer nicht mehr zu sehen ist.

3.10. HÖRZEICHEN „STEH"

- Das Hörzeichen *„Steh"* - ganz gedehnt *„Steeeh"* aussprechen.
- Es soll das Absitzen und Weiterlaufen des Hundes verhindern.
- Immer wenn der Hund sich setzen will, wiederholt man das aufmunternde *„Steeeh"* und unterstütz gegeben falls das Kommando mit einem sanften Hochdrücken der Lendenpartie, in dem man die linke Hand unter den Bauch des Hundes schiebt.
- Mithilfe der Leine, die kurz genommen wird, hindert man den Hund am Weiterlaufen.

3.11. HÖRZEICHEN „STEH, BLEIB"

„Steh, bleib" ist eine Gehorsamsübung, bei der der Hund an einem angewiesenen Platz stehen bleibt, bis er durch ein spezielles Zeichen entlassen wird. Diese Übung ist besonders nützlich beim Tierarzt, im Hundesalon, wenn man die schmutzigen Pfoten des Hundes abwaschen will.

- Beginnen Sie mit dem links sitzenden Hund.
- Knien Sie beim Hund, sodass Sie ihn vor sich haben.
- Führen Sie die rechte Hand durch das Ausbildungshalsband, die Finger weisen zur Rute.

- Geben Sie das Hörzeichen *„Steeeh"*. Heben Sie gleichzeitig den Hund in den Stand mit der linken Hand unter dem Bauch.
- Sagen Sie *„Bleib"* und halten Sie die Hände am Hund.
- Halten Sie ihn mit den Händen in Position.
- Bewegt er sich oder will weggehen, *„Nhaa"* und mit der rechten Hand am Halsband hochziehen.
- Will er sitzen, *„Nhaa"* und mit der linken Hand unter den Bauch daran hindern.
- Nach jeder Korrektur sagen Sie *„Bleib"* in normalen Befehlston.
- Der Hund darf den Kopf bewegen oder mit der Rute wedeln.
- Hat der Hund sich entspannt und steht still, nehmen Sie die Hand unter dem Bauch weg. Sagen gleichzeitig *„Bleib"*.
- Nehmen Sie die Hand vom Halsband. Sagen Sie wieder gleichzeitig *„Bleib"*.
- Beobachten Sie den Hund genau.
- Bewegt er sich, sagen Sie fest *„Nhaa"*. Gleichzeitig mit dem *„Nhaa"* legen Sie rasch die Hände zurück unter den Bauch und an das Halsband.
- Denken Sie daran, dass der Hund den Kopf und die Rute bewegen darf.
- Beruhigt sich der Hund *„Bleib"* sagen und die Hände wegnehmen.
- Achten Sie darauf, stets gleichzeitig mit dem Wegnehmen der Hände *„Bleib"* zu sagen.
- Bleibt der Hund still stehen, lassen Sie ihn zehn Sekunden lang verharren. Sagen Sie dann *„OK"* und entlassen ihn.
- Loben Sie den Hund überschwänglich.

Merke! Im Laufe des Trainings den Abstand zum Hund vergrößern (bis ca. ein Meter, bis zwei Minuten).

3.12. HÖRZEICHEN „LAUF"

- Dient zum Herumtollen des Hundes.

3.13. Hörzeichen „Voraus"

- Unter Heben der Arme schicken Sie den Hund in die gewünschte Richtung.

3.14. Hörzeichen „Hopp"

- Der Hund muss Hindernisse bis zu einem Meter im Freigang überwinden.
- Der Hund muss mindestens zwei Meter im Klettergang überwinden.

3.15. Hörzeichen „Geh" oder „Pfiu"

- Diese Hörzeichen können unterstrichen werden
  - mit dem Aufstampfen des Fußes,
  - mit einem Klaps mit einer zusammengefalteten Zeitung,
  - mit einem Stüber aus einem mit Wasser gefüllten Gummibällchen.

4. Ausbildungshilfsmittel

4.1. Ausbildungsleine

- Länge: 1,80 m.
- Material: Textilmaterial oder Leder
- Besonderheiten:
  - keine breite, schwere Leine für winzige Hunde,
  - keine dünne, leichte Leine für große, starke Hunde.
- Pflege:
  - Lederleine: Sattelseife oder Lederfett
  - Stoffleine: nicht ausfranst, sich nicht abnutzt.

<u>Beachte!</u> Leine niemals verknoten.

4.2. Die lange Leine

- Länge: 7,5 bis 15 Meter.
- Material: Stoff oder Synthetik Material, am Ende einen Karabinerhaken.

- Notwendig: um den Hund das Kommen auf Abruf beizubringen.

4.3. HALSBÄNDER

Arten:
- flaches oder rundes Lederhalsband mit Schnalle.
- Metallausbildungsbänder (mittlere oder schwere Metallkette)
- Korallenhalsband (auch Stachelhalsband oder Kreifhalsband genannt).

> Würgehalsbänder nur bei Hunden verwenden, die auf Berührung unempfindlich sind oder ein dickes Nackenfell besitzen.
> Anwendungsverbot:
> - bei Welpen
> - Hunden mit empfindlicher Luftröhre (z. B. Chihuahua)
> - Hunde mit Atembeschwerden.

4.4. UMLEGEN DES HALSBANDES

- Vor den Hund stehen, bilden Sie den Buchstaben P mit dem Halsband. Ziehen Sie es anschließend über den Kopf des Hundes.
- Um die Lage bzw. den richtigen Sitz des Halsbandes zu überprüfen, lassen Sie die Hand an der Leine entlang über die ersten Zentimeter des Halsbandes gleiten. Achten Sie darauf, dass sich dieser Teil auf den Nacken des Hundes befindet.

4.5. DER MAULKORB

- Maulkorbzwang dort beachten, wo er verlangt wird und nur unter Verwendung eines sicheren korbähnlichen Maulkorbs, der den Hund das Hecheln ermöglicht.
- Arten von Maulkörben
  - Ledermaulkorb
  - Drahtmantelmaulkorb

> Beachte! Wenn Sie Zweifel bezüglich des Temperamentes und des Verhaltens Ihres Hundes haben, sollten Sie ihm in der

> Öffentlichkeit sicherheitshalber einen Maulkorb umhängen, insbesondere wenn Kleinkinder in der Nähe sind.

4.6. PLASTIKSPRÜHFLASCHEN

- Anwendung: Unterbricht der Hund sein Tun nicht, wenn Sie *„Nhaa"* grollen, hilft ein Spritzer Wasser aus der Flasche.

4.7. RASSELBÜCHSE

- Anwendung:
  - Wenn der Hund beim grollenden *„Nhaa"* seine Tätigkeit nicht unterbricht.
  - Büchse muss gleichzeitig mit dem grollenden *„Nhaa"* geschüttelt werden.

4.8. STIMME

- Kommandos
  - Hörzeichen mit klarer, angenehmer, aber fester Stimme geben.
  - Anbrüllen des Hundes unterlassen.
- Loben
  - Mit hoher, glücklicher Stimme reden.
  - Wenn der Hund Sie nicht anschaut und nicht mit der Rute wedelt, loben Sie nicht wirkungsvoll.
- Korrektur
  - Der Ton klingt wie *„Nhaa"*.
  - Es muss ein kehliger, gutturaler Ton sein: Stimme tief, harter Klang.
  - Muss sich wie Grollen anhören.

X.
RECHTSGRUNDLAGEN

1. GESETZLICHE GRUNDLAGEN

- Grundgesetz
- Rechtfertigungs- und Entschuldigungsgründe
- Bürgerliches Gesetzbuch (BGB §§ 249 – 254, 278, 626, 823, 830, 831, 833, 834, 840 – 842)
- Verordnung über das Halten von Hunden im Freien (BGB I.IS. 1309)

2. NOTWEHR (§ 32 STGB; § 15 ABS. 1,2 OWIG; § 227 BGB)

Eine durch Notwehr gebotene Handlung ist nicht widerrechtlich. Notwehr ist diejenige Verteidigung, welche erforderlich ist, um einen gegenwärtigen rechtswidrigen Angriff von sich oder anderen abzuwenden.

Rechtfertigungsgrund
- Der Notwehr Anwendende wird weder zum Schadensersatz verpflichtet noch bestraft.

Voraussetzung zur Notwehr besteht, wenn
- der Angriff
  - muss von einen Menschen ausgehen,
  - sich gegen Rechtsgüter des Einzelnen richten,
  - kann sich auch gegen einen Dritten richten.
- Gegenwärtig
  - unmittelbar bevorstehender,
  - begonnener,
  - fortdauernder.
- Rechtswidrig
  - Angreifer keinen Rechtfertigungsgrund hat

  ist und die

- Verteidigungshandlung.
  - Abwehrhandlung muss vom Verteidigungswillen getragen sein.

- erforderlich
  - objektive Wahl des geringsten Mittels, das den Angriff sicher abwehrt.
- Verteidigungswillen
  - Verteidigende muss die tatsächliche Voraussetzung der Notwehr kennen,
  - und mit dem Willen des angegriffenen Rechtsgutes handeln.

getragen wird.

Einschränkungen des Notwehrrechtes
- Notwehrprovokationen
- Krasses Missverhältnis der betroffenen Rechtsgüter
- Schuldlose Angreifer

> Notwehr: - die Verteidigung, die erforderlich ist, um einen gegenwärtigen rechtswidrigen Angriff von sich oder einem anderen abzuwenden. Notwehr setzt den Angriff eines Menschen voraus.

3. Unerlaubte Handlungen (§ 823 BGB)

Wer vorsätzlich oder fahrlässig das Leben, den Körper, die Gesundheit, die Freiheit, das Eigentum oder sonstiges Recht eines anderen widerrechtlich verletzt, ist dem anderen zum Ersatz des daraus entstehenden Schadens verpflichtet. Die gleiche Verpflichtung trifft denjenigen, welcher gegen den Schutz eines andren bezweckendes Gesetz verstößt. Ist nach dem Inhalt des Gesetzes ein Verstoß gegen dieses auch ohne Verschulden möglich, so trifft die Ersatzpflicht nur im Falle des Verschuldens ein.

Widerrechtlich
- kein Rechtfertigungsgrund

Vorsatz
- mit Wissen und Wollen

Fahrlässig
- Außerachtlassung der im Verkehr erforderlichen Sorgfalt.

4. ENTSCHULDIGENDER NOTSTAND (§ 35 STGB)

Wer in einer gegenwärtigen, nicht anders abwendbaren Gefahr für Leben, Leib oder Freiheit eine rechtswidrige Tat begeht, um die Gefahr von sich, einem Angehörigen oder einer anderen ihm nahestehenden Person abzuwenden, handelt ohne Schuld. Dies gilt nicht, soweit dem Täter nach den Umständen, namentlich weil er die Gefahr selbst verursacht hat oder weil er in einem besonderen Rechtsverhältnis stand, zugemutet werden könnte, die Gefahr hinzunehmen; jedoch kann die Strafe nach § 49 Abs. 1 gemildert werden, wenn der Täter nicht mit Rücksicht auf besondere Rechtsverhältnisse die Gefahr hinzunehmen hat. Nimmt der Täter die Begehung der Tat irriger Umstände an, welche ihn nach Absatz 1 entschuldigen würden, wo wird er nur dann bestraft, wenn er den Irrtum vermeiden konnte. Die Strafe ist nach § 49 Abs. 1 zu mildern.

Gefahr

- hinreichende Möglichkeit eines Schadeneintritts.
- gegenwärtige, alsbald mit dem Schadenseintritt zu rechnen ist, wenn nicht unverzüglich Gegenmaßnahmen getroffen werden.

Rechtsgüter

- Leben,
- Leib,
- Fortbewegungsfreiheit,
- dem Täter selbst,
- einem Angehörigen,
- einer sonst nahestehenden Person.

Letzte und einzige Mittel zur Abwehr einer Gefahr!

trifft nicht zu:

- Gefahr selbst verursacht hat.

- Gefahr hinnehmen muss, weil er in einem besonderen Rechtsverhältnis stand.

| Gegenwärtige Gefahr für die Rechtsgüter Leben, Leib oder Freiheit. Greift nur den Täter selbst, einen Angehörigen oder einer sonst nahestehenden Person.

5. RECHTSPRECHUNGEN ZUR HUNDEHALTUNG IN MIETWOHNUNGEN

- Anschaffung eines Hundes
  Steht zu befürchten, dass dem Mieter bei Trennung von seinem Hund gesundheitliche Nachteile drohen, so ist der Vermieter in der Regel gehalten, die Hundehaltung zu genehmigen.
  (AG Berlin-Neukölln, v. 2205.90, Az.: 6 C 348/89)
- Hundehaltung; Mietgebrauch
  - Wegen der bei der Hundehaltung nicht auszuschließenden Gefährdung und Belästigung von Mitbewohnern gehört diese, jedenfalls in städtischen Wohngegenden, nicht zum vertragsmäßigen Gebrauch der Mietsache und ist deshalb auch ohne ausdrückliche vertragliche Regelung nur mit ausdrücklicher Erlaubnis des Vermieters zulässig.
  - Es existiert kein allgemeiner Gleichheitsgrundsatz dergestalt, dass der Vermieter dann, wenn er einem Mieter die Hundehaltung gestattet hat, auch anderen Mietern die Hundehaltung gestatten muss.
  (AG Berlin-Tiergarten, v. 17.10.91, Az.: 7 C 204/91)
- Formularvertrag; Hundezucht
  Die formularvertragliche Gestaltung der Hundehaltung umfasst nicht das Betreiben einer Hundezucht in den Wohnräumen.
  (AG Berlin Tiergarten, v. 16.97.90, Az.: 5 C 181/90)
- Hundehaltung; Katzenhaltung
  Das Halten üblicher Haustiere (Hund/Katze) zählt zum typischen Wohngebrauch. Dies gilt auch für das Wohnen in Mietwohnungen.
  (AG Dortmund, v. 21.06.89, Az.: 119 C 110/89)
- Hundegebell; Lärmstörung
  Störendes Bellen der in einer Nachbarwohnung gehaltenen Hunde rechtfertigt die Mietminderung.
  (AG Düren, v. 30.08.89, Az.: 8 C 724/88)

- Verkehrssicherungspflicht; Wachhund
  - Der Vermieter darf dem Mieter das unangeleinte Herumlaufen eines Schäferhundes in den allgemein zugänglichen Grundstücksteilen verbieten, wenn bei freiem Auslauf Hausbewohner und Grundstücksbenutzer durch den Hund gefährdet sind.
  - Das Verbot ist auch dann berechtigt, wenn der Hund als Wachhund einer Gastwirtschaft gehalten wird. Das Interesse des Mieters an dem Schutz seines Eigentums hat hinter der Verkehrssicherungspflicht des Vermieters und dem Interesse der Allgemeinheit an dem ungefährdeten Betreten eines Grundstückes zurückzutreten.
    (AG Frankfurt/Main, v. 20.02.57; Az.: C 97/57)
- Formularvertrag; Tierhaltungsverbot
  Das Verbot der Tierhaltung ist auch in einem Formular-Mietvertrag wirksam.
  (AG Hamburg, v. 02.06.95, Az.: 37a C 1667/94)
- Hundehaltung; Ruhestörung; Widerruf
  Ein wichtiger Grund zum Widerruf der Erlaubnis der Hundehaltung liegt vor, wenn das Tier untypisch die Hausbewohner belästigt oder besondere Ruhestörungen bewirkt.
  (AG Hamburg-Wandsbek, v.23.10.90, Az.: 716c C 114/90)
- Hundekot; Garten
  Seiner Verpflichtung zur Gebrauchsgewährung kommt der Vermieter bereits dann nicht in vollem Umfang nach, wenn er seinen Hund in dem vom Mieter gemieteten Gartenbereich sein „Geschäft" verrichten lässt. Zur Gewährung des Gebrauchs eines mitvermieteten Gartens gehört es, dass der Garten frei von Hundekot ist. Einmal abgesehen von der optischen Beeinträchtigung durch herumliegenden Hundekot, stellt sich der Hundekot auch als Quelle gesundheitlicher Gefährdung dar. Dies gilt jedenfalls für den Fall, dass ein Garten in typischer Weise, nämlich auch durch Liegen auf dem Rasen und barfuß gehen, genutzt wird.
  (AG Köln, v. 18.02.94, Az.: 217 C 483/93)
- Kothaufen eines Schäferhundes; Verschmutzung des Hofes
  Sorgt der Mieter nach Abmahnung dafür, dass die Verschmutzung des Hofes durch Kothaufen eines Schäferhundes unterbleibt, so liegt keine schuldhafte nicht unerhebliche Pflichtverletzung vor.
  (AG Saarbrücken, v. 22.10.90; Az.: 36 C 199/90)

- Anschaffung; Hund

  Wird im Anschluss an die im Wesentlichen wie folgt lautende For-
  mularvertragsklausel „Für jede Tierhaltung, insbesondere von Hunden und Katzen, bedarf es der schriftlichen Zustimmung des Vermieters …, die Zustimmung kann widerrufen werden. Mit der Abschaf-
  fung oder dem Tod des Tieres erlischt die einmal erteilte Zustimmung
  und ist bei Neuanschaffung eines Tieres erneut einzuholen", individ-
  dualvertraglich vereinbart: „Dem Mieter ist erlaubt, in der Wohnung
  zu halten 1 Hund Pudel schwarz", so berechtigt dies den Mieter auch
  dann nicht, nach dem Tode des ersten Tieres erneut einen Hund in der
  Wohnung zu halten, wenn dies wiederum ein schwarzer Pudel ist.
  (AG Speyer, v. 30.01.91, Az.: 2 C 1323/90)

- Hund; Katzenspuren; Schönheitsreparaturen

  Sind die Schönheitsreparaturen vom Vermieter zu tragen, so muss er
  auch Kratzspuren am Türanstrich beseitigen, die von dem Hund der
  Mieter herrühren.
  (AG Steinfurt, v. 17.08.95, Az.: 4 C 51/95)

- Hundehaltung; Widerruf

  Der Vermieter kann die vertraglich vorbehaltene Erlaubnis zur Tierhaltung in der Wohnung widerrufen und weitere Tierhaltung untersagen, wenn bereits ein vom Mieter gehaltener Hund nicht unerhebliche
  Schäden im Mietobjekt verursacht hat.
  (AG Steinfurt, v. 01.01.91, Az.: 4 C 544/90)

- Verbot der Hundehaltung; Widerruf

  – Hat der Vermieter eine Zustimmung zur Hundehaltung einmal er-
    teilt, so kann er sie nicht willkürlich widerrufen, sondern entspre-
    chend der Bestimmung im Mietvertrag nur dann, wenn dies im In-
    teresse der Aufrechterhaltung der Ruhe und Ordnung im Hause
    erforderlich ist.

  – Selbst wenn im Mietvertrag die vorherige schriftliche Zustim-
    mung des Vermieters zur Tierhaltung erforderlich ist, ist es aner-
    kanntes Recht, dass Mietparteien einverständlich auf die Einhal-
    tung diese Formvorschrift verzichten können.

  – Gehört das Verbot der Tierhaltung zu dem vorgedruckten Text des
    Deutschen Einheitsmietvertrages, so ist ein weniger strenger Maß-
    stab bei Auslegung dieser formularmäßigen Bestimmung anzule-
    gen, als wenn diese Bestimmung in einem besonderen Anhang

zwischen den Parteien besonders und bewusst ausgehandelt worden wären.

(AG Wuppertal, v. 01.01.63, Az.: 9 C 369/62)

- Beleidigung; fristlose Kündigung; Hundehaltung
  - Wird eine Hundehaltung unter der Bedingung gestattet, dass von den Tieren keine Belästigung ausgeht, so ist hierin ein Widerrufsvorbehalt zu sehen.
  - Auch die Beleidigung nur eines von mehreren Vermietern berechtigt zur fristlosen Kündigung gem. § 554a BGB.

  (LG Berlin, v. 18.06.90, Az.: 62 S 152/90)

- Dobermann-Schäferhund; Hundehaltung; Zwergdackel
  - Bei einer Mietsvertragsklausel, wonach die Tierhaltung des Mieters der Zustimmung des Vermieters bedarf, steht es im freien Ermessen des Vermieters, ob er der Tierhaltung zustimmen oder sie versagen will. Verweigert er die Zustimmung, so muss er hierfür keinen sachlichen Grund angeben.
  - Dieses Ermessen kann aber dadurch eingeschränkt werden, dass der Vermieter bereis anderen Mietern die Tierhaltung erlaubt hat.
  - Diese Einschränkung gilt aber nur in denjenigen Fällen, in denen die beabsichtigte Tierhaltung der bereits erlaubten oder geduldeten Tierhaltung vergleichbar ist. Die erlaubte Tierhaltung der bereits erlaubten oder geduldeten Tierhaltung vergleichbar ist. Die erlaubte oder geduldete Haltung eines Zwergdackels begründet daher keinen Anspruch eines anderen Mieters zur Haltung einer Dobermann-Schäferhund Mischung.

  (LG Berlin, v. 26.10.93, Az.: 64 S 188/93)

- Abmahnung; Yorkshire-Terrier
  - Das Halten eines kleinen Hundes in der Mietwohnung kann vom vertragsmäßigen Gebrauch der Mietsache gedeckt werden.
  - Soweit eine unberechtigte Tierhaltung abgemahnt worden ist, muss zur Vermeidung seiner Verwirkung der Unterlassungsanspruch alsbald durchgesetzt werden.

  (LG Düsseldorf, v. 20.06.93, Az.: 24 S 90/93)

- Erben; Hundehaltung
  - Hat der Vermieter dem Mieter die Haltung eines Hundes gestattet, so gilt dies auch für den Erben, der Wohnung und Hund übernimmt.

- Die allgemeine Genehmigung ist nur widerruflich, wenn ein wichtiger Grund vorliegt.
  (LG Frankfurt, v. 16.08.66, Az.: 2/11 S 123/66)
- Erlaubnis; Formularvertrag; Hundehaltung; Widerruf
  - Beinhaltet eine Tierhaltungsklausel eindeutig ein Verbot mit Erlaubnisvorbehalt mit der Folge, dass der Vermieter die Erlaubnis nur bei Vorliegen sachlicher schützenswerter Gründe versagen kann, dann verstößt sie nicht gegen § 9 AGB-Gesetz, da sie dem Vermieter lediglich als Regulativ des Mietgebrauches dient. Dies gilt auch für den Fall, dass der Erlaubnisvorbehalt unter den Vorbehalt des Widerrufes gestellt ist, wenn hierfür sachliche Gründe aufgeführt sind.
  - Die Hundehaltung ist zu unterlassen, wenn der Mieter mietvertraglicher Abrede zuwider dem Vermieter weder hiervon Anzeige erstattet noch um Genehmigung nachsucht, noch überhaupt Gründe dafür vorgetragen hat, warum er einen Hund in der angemieteten Wohnung halten möchte.
  (LG Frankfurt/Main, v. 12.07.91, Az.: 2/17 S 30/91)
- Hundehaltung
  Ein Wohnungseigentümer hat gegen den Mieter eines anderen Wohnungseigentümers unmittelbar keinen Anspruch auf Entfernung eines nicht störenden in der Mietwohnung gehaltenen Hundes.
  (LG Köln, v. 22.11.88, Az.: 10 S 198/88)
- Blindenhund
  Eine individuell getroffene Abrede, Hunde in der Mietwohnung nicht zu halten, ist wirksam und verbindlich. Eine Zustimmung zur Tierhaltung trotz absoluten Tierhaltungsverbotes kann nur verlangt werden, wenn der Mieter auf das Tier angewiesen ist (z. B. Blindenhund), dafür hinaus zum Schutz des Mieters nur unter besonderen engen Voraussetzungen. Der Einsatz des Hundes zum Schutz bei Ausgängen des Nachts reicht nicht für ein Verlangen nach Zustimmung aus.
  (LG Lüneburg, v. 11.11.93, Az.: 1 S 163/93)
- Bullterrier; Kampfhund; Staffordshire-Bullterrier
  Der Vermieter in einer Wohnungsanlage kann die Haltung von Kampfhunden in der Wohnung untersagen. Auch ohne eine mietvertragliche Verbotsregelung über Tierhaltung oder eine vertragliche Absprache der Mietparteien über die Möglichkeit einer Einschränkung der Tierhaltung ist der Vermieter einer Wohnanlage von mehr

als 200 Wohnungen berechtigt, zum Schutz der Mitbewohner und Wahrung eines ungestörten Zusammenlebens die Haltung von Kampf- und extremer Bisstüchtigkeit geprägter Hunderassen – hier: Staffordshire-Bullterrier – zu untersagen bzw. nicht zu erlauben. Dies gilt unabhängig davon, ob die Gefährlichkeit des speziellen Tieres sich konkret bereist in irgendeiner Art und Weise gezeigt hat.
(LG München I, v. 10.09.93, Az.: 13 T 14 638/93)

XI.
ÜBERPRÜFUNG DER KENNTNISSE

1.SECHSZEHN FRAGEN ZUR ÜBERPRÜFUNG DER KENNTNISSE ÜBER DIE BEURTEILUNG DES VERHALTENS EINES HUNDES

Bei den jeweiligen Fragen können mehrere Antworten gegeben werden. Die richtige Beantwortung der Fragen befindet sich im Anhang des Buches.

Frage 1:
An welchen Körperteilen ist am schnellsten die Stimmung des Hundes anzusehen?
a) *an den Nackenhaaren*
b) *an den Ohren*
c) *an der Rute*
d) *an den Augen*

Frage 2:
Ordne nachstehende Begriffe den abgebildeten Körperhaltungen zu:
a) *Aufmerksam*
b) *Ängstlich*
c) *Will spielen*
d) *Entspannt*
e) *Drohung*
f) *Unterwürfig*

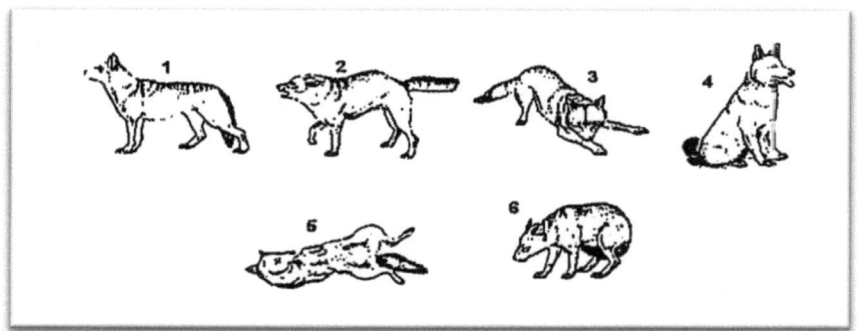

Frage 3:

Ordne nachstehende Begriffe den abgebildeten Kopfhaltungen zu:

a) *Ängstlich*
b) *Aufmerksam*
c) *Drohend*

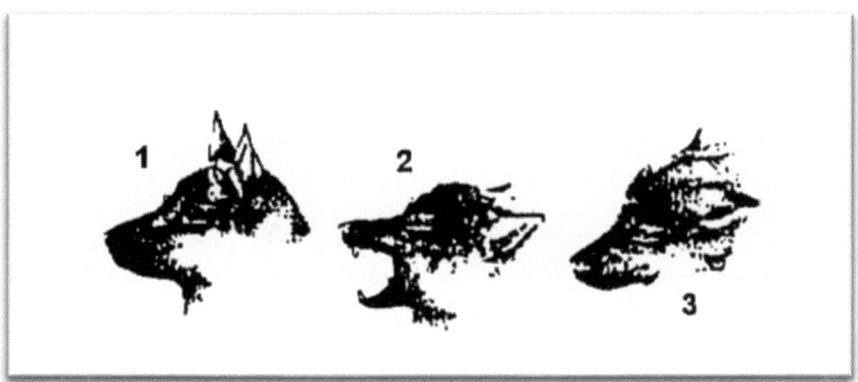

Frage 4:

Ordne nachstehende Begriffe den abgebildeten Rutenhaltungen zu:

a) *Drohend*
b) *Angst*
c) *Normalhaltung*
d) *Aufmerksam Demut*

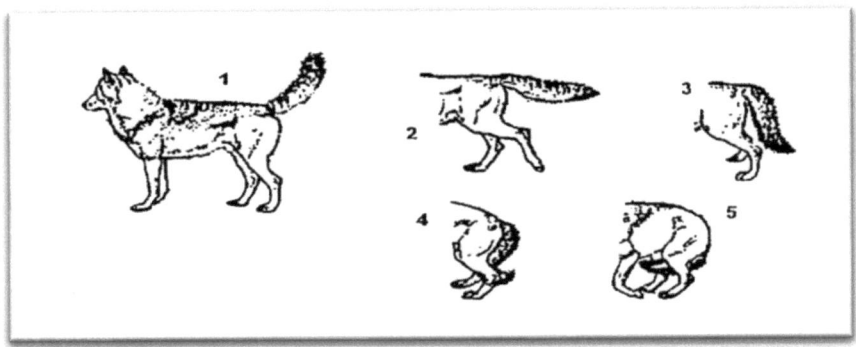

Frage 5:

Sie haben einen kleinen Hund, ein großer fremder Hund kommt Ihnen entgegen. Wie verhalten Sie sich?

a) *Hund auf den Arm nehmen, um ihn aus der Gefahrenzone zu bringen.*
b) *Versuchen, den großen Hund zu verscheuchen.*
c) *Zügig mit Ihrem Hund Ihren Weg fortsetzen.*
d) *Versuchen auszuweichen, ansonsten dem Schicksal seinen Lauf lassen.*

Frage 6:

Ihr Hund zeigt unten stehendes Bild. Ist der Hund

a) *Aggressiv*
b) *Hat er Angst*
c) *Droht er nur*
d) *Nichts von alledem, das Verhalten legt sich gleich wieder.*

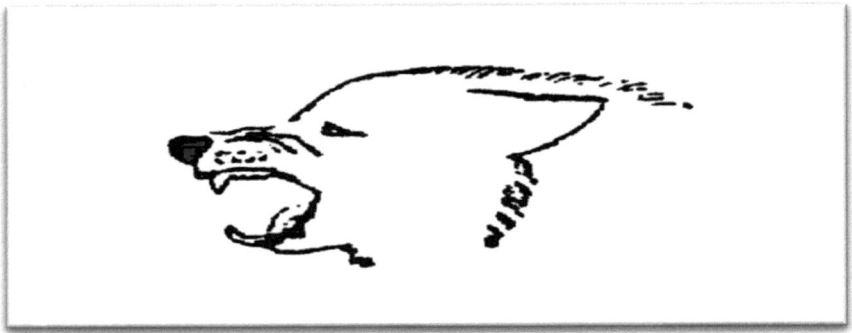

Frage 7:

Ihr Hund zeigt unten stehendes Bild. Ist der Hund

a) *Aggressiv*
b) *Hat er Angst.*
c) *Droht er nur.*
d) *Nichts von alledem, das Verhalten legt sich gleich wieder.*

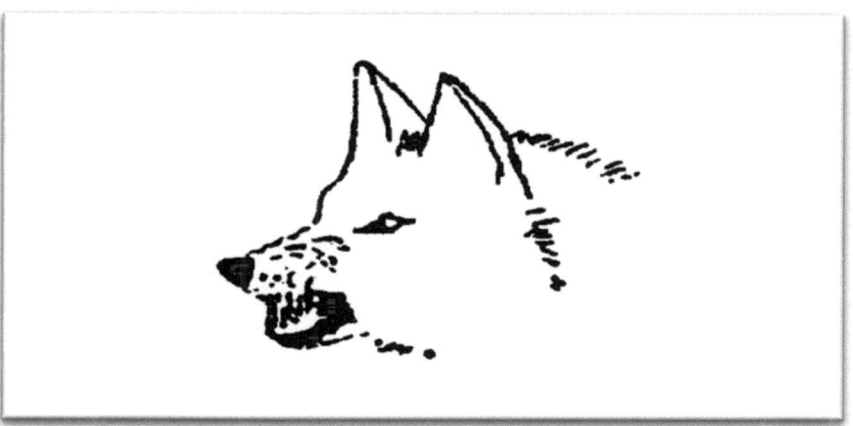

Frage 8:

Ihr Hund läuft frei, nach mehrfachen Rufen kommt er nicht. Wie verhalten Sie sich?

a) *Sie laufen ihm nach und fangen ihn ein.*
b) *Sie bleiben stehen und rufen so lange, bis er kommt.*
c) *Sie rufen ihn und drohen ihm Strafe an.*
d) *Sie drehen sich um und gehen langsam weg.*

Frage 9:

Ihr Hund wird in eine Beißerei verwickelt. Wie verhalten Sie sich?

a) *Sie packen ihm am Hals und Rückenfell und ziehen ihn aus dem Geschehen.*
b) *Sie versuchen gemeinsam mit ihm den Gegner zu verjagen.*
c) *Sie ziehen an der Leine und schlagen notfalls auf ihn ein.*
d) *Sie treten zurück und lassen dem Schicksal seinem Lauf.*

Den Hund an die Leine zu nehmen ist

a) *Immer richtig.*
b) *Situationsbedingt richtig.*
c) *Falsch.*

Frage 11:

Durch die Leine wird ein aggressiver Hund

a) *Stärker*
b) *Schwächer*
c) *Ist egal*
d) *Kontrollierbarer*

Frage 12:

Ein Hund nimmt seine Umgebung wahr, hauptsächlich (Reihenfolge angeben)

a) *Über das Gehör*
b) *Über die Augen*
c) *Über das Gefühl*
d) *Über die Nase*

Frage 13:

Der Hund kann

a) *Denken*
b) *Verknüpfen*
c) *Im Gedächtnis behalten*
d) *Aus dem Gedächtnis reproduzieren*

Frage 14:

Ein Kommando wird hauptsächlich eingeübt

a) *Über das Hörzeichen*
b) *Über das Gefühl*
c) *Über das Sichtzeichen*
d) *Über alles zusammen*

Frage 15:

Wie beruhigen Sie ihren Hund?

a) *Durch ruhiges Zureden.*
b) *Durch striktes Kommando*

c) *Durch an die Leine legen.*
d) *Durch Körperkontakt.*

Frage 16:
Ihr Hund sieht ein Objekt, er knurrt und zieht die Lefzen hoch. Wie reagieren Sie?
a) *Ableinen.*
b) *Anleinen und mit einem Kommando die Richtung wechseln.*
c) *Anleinen und dann begütigendes Zureden.*
d) *Durch Vorwarnung an die Umgebung auf die Aggression des Hundes hinweisen.*

2. ERSTELLEN SIE EINE EINKAUFSCHECKLISTE FÜR EINEN HUND

Wie sind ihrer Meinung nach die wichtigsten Wesensmerkmale zu testen? Die richtige Antwort hierauf finden Sie im Anhang des Buches.

3. ÜBERPRÜFE DEINE KENNTNISSE ZU DEM BEREITS GELESENEN

Beantworte für dich folgend Frage, sollten Sie bei einigen Schwierigkeiten haben lies in dem entsprechenden Kapitel noch einmal nach.

1. Wie nehmen Sie mit ihrem Hund Kontakt auf?
2. Was beachten Sie bei der Pflege des Hundes?
3. Woran können Sie ein aggressives Verhalten eines Hundes Ihnen gegenüber erkennen?
4. Wodurch unterscheiden sich menschliches Verhalten vom Hundeverhalten?
5. a. Wie können Sie raufende Hunde voneinander trennen?
   b. und wie nicht?
6. a. Wie kann man bei einem Hund das Kommando
   - „Platz"
   - „Fuß"
   - „Sitz"
   korrigieren?
   b. und wie nicht?

7. Wozu dienen Ihrer Meinung nach spielerische Übungen mit dem Hund?
8. Stellen Sie dar, wie Sie Ihren Hund sehen und in welchem Verhältnis Sie zu dem Hund stehen?
9. Beschreiben Sie die Abfolge der einzelnen Übungen bei der Unterordnung.
10. Welche Ausrüstungsgegenstände haben Sie auf ordnungsgemäßen Zustand zu prüfen?
11. Warum dürfen Sie mit Ihrem Hund nicht unbegrenzt viel üben?
12. Wie führen Sie die Überprüfung des Hundezwingers durch?

ANHANG

IDEALE EIGENSCHAFTEN EINES HUNDEBESITZERS

Charakter:
- Selbstsicherheit
- geduldig
- beherrscht
- tierlieb (Umgang mit Tieren)
- dominant (Durchsetzungsvermögen)
- konsequent, diszipliniert
- kein Choleriker
- nicht jähzornig
- ausgeglichen / Ausstrahlungskraft
- nicht phlegmatisch
- ehrlich und offen
- vorhandener Spieltrieb
- nicht labil
- Alkohol - NEIN!

Wissen:
- Kynologie (Lehre vom Verhalten und den Krankheiten der Hunde)
- Rudelverhalten - Alpha / Beta -
- Verhaltenspsychologie
- Haltung / Aufzucht / Entwicklungsphasen
- Pflege und sicherer Umgang mit Hunden
- Fachwissen
- Hundeeinsatz
- Körpersprache des Hundes
- Ausbildung des Hundes / Methoden der Abrichtung
- Erste Hilfe
- Hundekrankheiten

Können:
- Wissen in die Praxis umsetzen
- Eindeutig auf den Hund einwirken / Einfühlungsvermögen
- Hund nicht überfordern
- Kommandosprache beherrschen
- Leinenführung
- Körpersprache des Hundes deuten können
- Körpersprache für den Hund verständlich machen
- Beherrschen von Extremsituationen
- Lob und Tadel SOFORT !!!

Quelle: Ausbildungsunterlagen VBG HAS I BW9702 Hundeführerausbilder (1997).

WAS KOSTET EIN HUND?

Was kostet ein Hund?

Airedale - Terrier - Welpe kostet bis **1500,--**Euro

	Monat	Jahr
Hundesteuer		ca. 300,-- Euro
– zwei Hunde pro Tier		ca. 350,-- Euro
– drei Hunde pro Tier		ca. 400,-- Euro
Hunde - Haftpflichtversicherung		ca. 200,-- Euro
Kosten für das tägliche Hunde-futter		
Dackel pro Monat (*klein*)	ca. 75,--Euro	ca. 900,-- Euro
Airedale - Terrier (*mittelgroß*)	ca. 150,--Euro	ca. 1800,-- Euro
Deutsche Dogge (*groß*)	ca. 300,--Euro	ca. 3600,-- Euro

Vorsicht! Der Hund ist kein Müllschlucker, auch wenn die Abfallvertilgung wahrscheinlich eine seiner ältesten Aufgaben war.

	Monat	Jahr
Medizinische Versorgung		ca. 100,-- Euro
– Operation einer an Krebs er-krankten Hündin		ca. 300,-- Euro
– Operation einer Magendrehung		ca. 1000,-- Euro
Pflegekosten (*Utensilien*)	je Hundetyp recht unterschiedlich.	

HAHMANNHFAWaskosteteinHund7.doc

Diese Kosten können von Bundesland nach Bundesland abweichen.

Quelle: Erarbeitete Ausbildungsunterlagen Ernst-Ulrich Hahmann (1997).

EIGENE SCHLUSSFOLGERUNGEN FÜR DEN ANKAUF EINES HUNDES

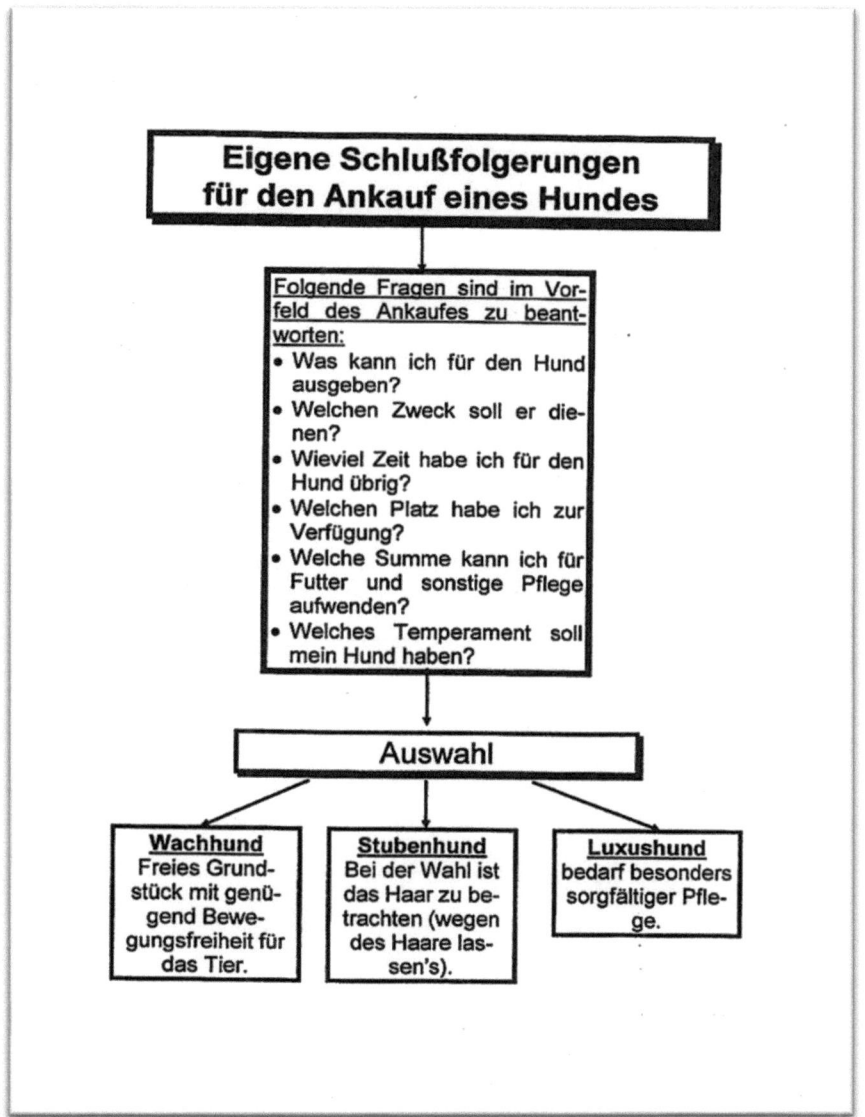

Eigene Schlußfolgerungen für den Ankauf eines Hundes

Folgende Fragen sind im Vor-
feld des Ankaufes zu beant-
worten:
- Was kann ich für den Hund ausgeben?
- Welchen Zweck soll er die-nen?
- Wieviel Zeit habe ich für den Hund übrig?
- Welchen Platz habe ich zur Verfügung?
- Welche Summe kann ich für Futter und sonstige Pflege aufwenden?
- Welches Temperament soll mein Hund haben?

Auswahl

Wachhund
Freies Grund-
stück mit genü-
gend Bewe-
gungsfreiheit für
das Tier.

Stubenhund
Bei der Wahl ist
das Haar zu be-
trachten (wegen
des Haare las-
sen's).

Luxushund
bedarf besonders
sorgfältiger Pfle-
ge.

Quelle: Erarbeitete Ausbildungsunterlagen Ernst-Ulrich Hahmann (1997).

Auswahlschwerpunkte
für **Junghunde**

Typ - Rassestandard so nahe wie möglich kommen.

Gesunde Hüften - sind für Zuchthunde eine Notwendigkeit. Welpen, die von solchen Eltern stammen, haben in aller Regel gesunde Hüften. Nach der Hüftgelenksuntersuchung von Vater und Mutter eines Wurfes befragen, an dem man interessiert ist.

Gutes Wesen - Die Wesensbeurteilung von Junghunden ist schwierig, gerade deshalb muß man sich ernsthaft damit befassen:

- Hund im Zwinger beobachten.
- Auskunft über den Züchter einholen *(Ruf und Erfolg des Züchters).*
- Abklären welche Auswahl von Welpen zur Verfügung steht.
- Welpenauswahl von vier Wochen ist schwierig *(Welpen befinden sich mitten im Wachstum).*
- Welpen von sieben bis acht Wochen sollten bereits harmonisch wirken *(wie eine Miniaturausgabe des Schäferhundes).*

Checkliste zum Erwerb eines Welpen

Typ	korrektes Wesen	gesunde Hüfte	Leistungs-fähigkeit

Quelle: Erarbeitete Ausbildungsunterlagen Ernst-Ulrich Hahmann (1997).

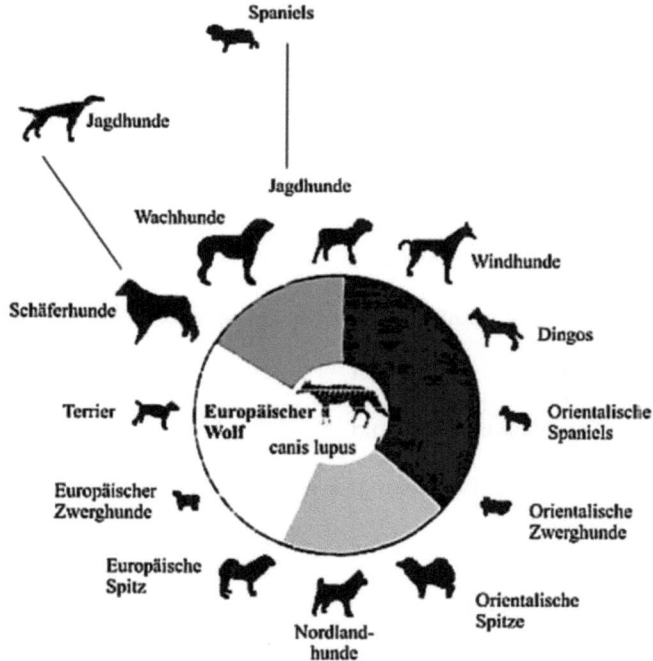

Entwicklungsmöglichkeiten der großen Hunderassengruppen aus den verschiedenen Wolfsrassen.

Quelle: Ausbildungsunterlagen VBG HAS I BW9702 Hundeführerausbilder (1997).

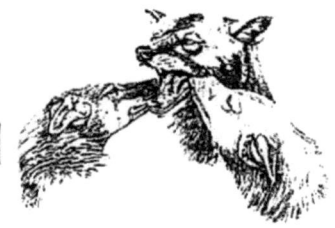

vom *Welpen* zum *Hund*

1. - 2. Lebenswoche	Vegetative Phase (Nesthocker)
3. Lebenswoche	Übergangsphase
4. - 7. Lebenswoche	Prägungsphase
8. - 12. Lebenswoche	Sozialisierungsphase
13. - 16. Lebenswoche	Rangordnungsphase
5. + 6. Lebensmonat	Rudelordnungsphase
7. - 12. Lebensmonat	Pupertätsphase
12. - 18. Lebensmonat	Reifungsphase

$\left. \begin{array}{l} \\ \\ \\ \end{array} \right\}$ X

X Fehler die hier bei der Erziehung des Hundes passieren, können später nicht mehr reguliert werden.

Wichtig: Der Mensch muß immer Sieger bleiben, auch bei Spielereien!!!

HAHMANNHFAVomWelpenzumHund.doc

Quelle: Ausbildungsunterlagen VBG HAS I BW9702 Hundeführerausbilder (1997).

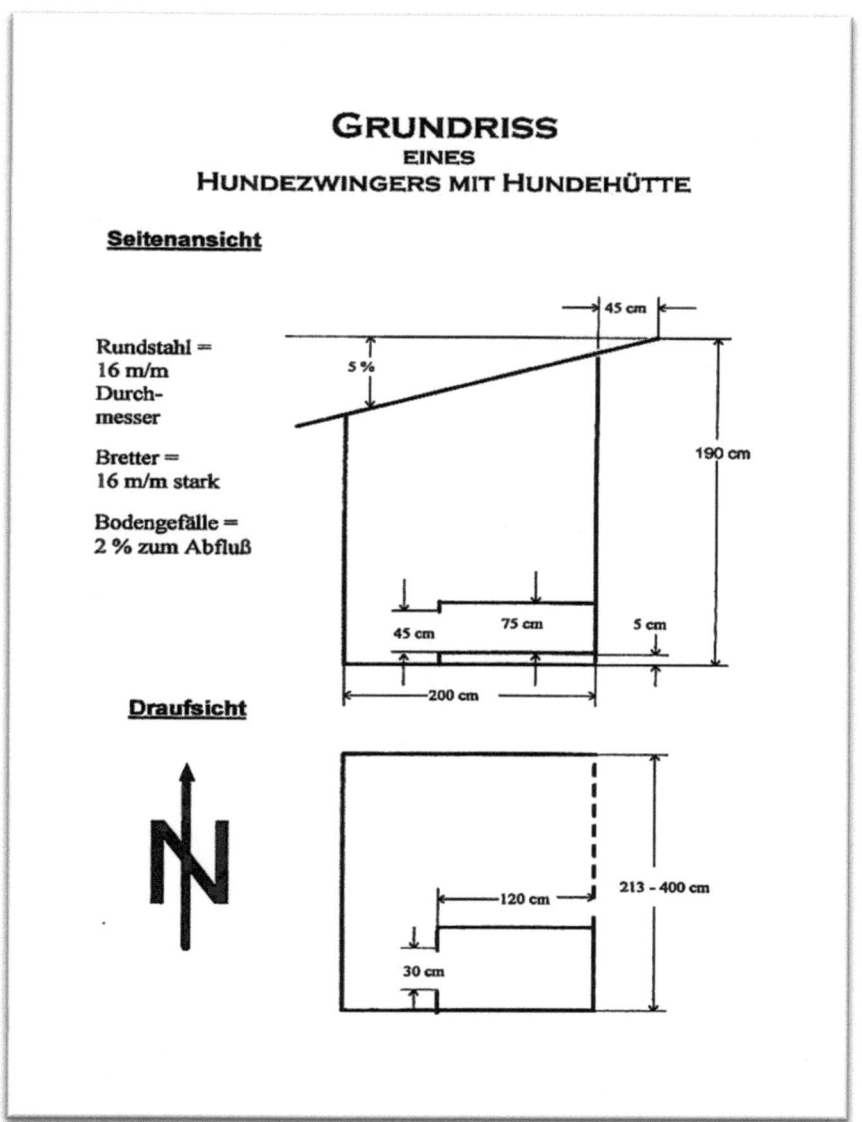

Quelle: Ausbildungsunterlagen VBG HAS I BW9702 Hundeführerausbilder (1997).

UTENSILIEN
FÜR DIE
FELLPFLEGE DES HUNDES

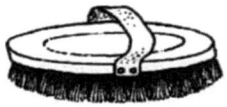

Pferdekartätsche

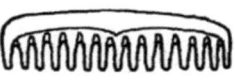

Metallkamm

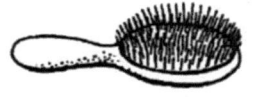

gummigepolsterte Drahtbürste

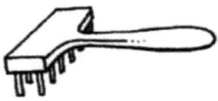

Rechen für dicht und lang
behaarte Hunde

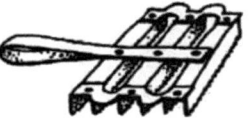

Striegel

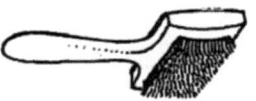

Pudelbürste

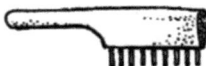

weitzinkiger Kamm mit Holzgriff

Quelle: Ausbildungsunterlagen VBG HAS I BW9702 Hundeführerausbilder (1997).

DIE
RICHTIGE
KRALLENPFLEGE

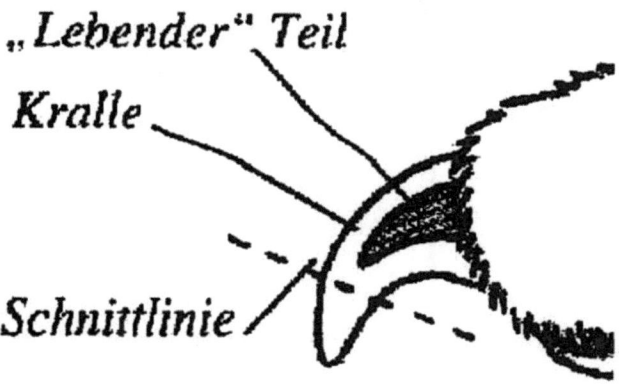

„Lebender" Teil

Kralle

Schnittlinie

Der rosarote Teil im Inneren enthält Blutgefäße und Nerven. Es ist darauf zu achten, diesen Teil beim Krallenschneiden nicht zu verletzen. Wenn nicht bekannt ist, wie kurz die Krallen geschnitten werden dürfen, dann die notwendige Information vom Tierarzt holen.

Quelle: Ausbildungsunterlagen VBG HAS I BW9702 Hundeführerausbilder (1997).

Arten der Fertignahrung

Dosennahrung	Trockenfutter	Halbfeucht - Nahrung (soft - mold)
• Fleischnahrung Bestandteile: - Muskelfleisch - Pansen - Herz - Leber - Lunge als Zusatz muß gefüttert werden: - Hundeflocken - Reis - Haferflocken • Vollnahrung - jedes Zusatzfutter entfällt.	• Vollnahrung: *(Hund muß reichlich zu trinken bekommen)*	• Vollnahrung *(Hund muß genügend frisches Wasser erhalten)*

Richtwerte für die tägliche Fütterung ausgewachsener Hunde

Hundeart	Kalorienbedarf	Dosen / Mahlzeiten	Halbfeuchtes Futter	Trockenfutter
Zwerg 5kg *Yorkshire Terrier*	210 Kalorien	105g Fleisch / 35g	70g	60g
Klein 10 kg *West Higland*	500 Kalorien	300g Fleisch / 100g	190g	170g
Mittelgroß 20 kg *Cocker Spaniel*	900 Kalorien	450g Fleisch / 150g	300g	260g
Groß 40 kg *Deutscher Schäferhund*	1680 Kalorien	850g Fleisch 280g	545g	480g
Sehr groß 80 kg *Deutsche Dogge*	2800 Kalorien	1400g Fleisch 460g	900g	800g

Quelle: Ausbildungsunterlagen VBG HAS 1 BW9702 Hundeführerausbilder (1997).

Der gesunde Hund

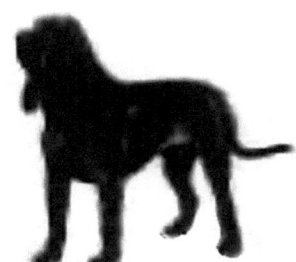

Er ist munter und meist lebensvergnügt. Auch wenn er tagsüber gerne vor sich hindöst oder schläft, beobachtet er stets „seine" Menschen und ist jederzeit bereit für jegliche Tätigkeit und Ablenkung. Er bewegt sich mit einer natürlichen Anmut und zeigt keinerlei Schwierigkeiten beim Aufstehen oder Ablegen. Atmung, Appetit, Durst, Stuhlgang und Harnlassen weichen nicht von der Norm ab.

Fitneß
Der Hund ist sauber, robust und lebhaft. Er genießt menschliche Gesellschaft und läßt sich gern anfassen.

Haut
Ist geschmeidig, sauber und frei von Schuppen. Das Fell glänzt und verliert keine Haare, außer während des Fellwechsels. Gleichmäßige Verteilung des Haares, je nach Rasse. Keine Anzeichen von Parasitenbefall, Flohkot, Schuppen, wunden oder kahle Stellen oder Juckreiz. Keine starken Gerüche feststellbar.

Augen
Sie sind nicht gerötet, sie glänzen, sind sauber und frei von Ausfluß. Der Hund sollte nicht blinzeln, und es sollten keine Sehstörungen bemerk bar sein.

Ohren
Rosafarbener Gehörgang, der keinen Ausfluß oder schlechten Geruch aufweist. Hängeohren sollten symmetrisch herunterhängen.

Maul
Rosafarbenes Zahnfleisch und Zunge, kann auch mit schwarzen Pigmenten gesprenkelt sein. Zahnfleisch liegt straff an den Zähnen an.

Pfoten
Fest, sauber und symmetrisch.

Afterumgebung
Sauber, keine Anzeichen einer Entzündung, keine Verdickung und kein vertrockneter Kot.

Quelle: Ausbildungsunterlagen VBG HAS 1 BW9702 Hundeführerausbilder (1997).

Impfungen

Durch die Einhaltung eines Impfkalenders kann man heute den Hund gegenüber schweren, z.T. tödlich verlaufenden Infektionskrankheiten fast perfekt schützen.

Grundsätzlich sollten nur gesunde und parasitenfreie Tiere (*gesundes Allgemeinbefinden, fieberfrei, nicht verwurmt*) geimpft werden, da nur diese Hunde genügend Antikörper bilden können. Auffälligkeiten hat der DHF dem Tierarzt mitzuteilen.

Kalender
Schutzimpfung für Hunde

Dreifachimpfung:	Gegen Staube, Hepatitis CC, Leptospirose
Vierfachimpfung:	Gegen Staupe, Hepatitis CC, Leptospirose, Tollwut

Zeit / Zeitraum	Schutzimpfung	Schutzimpfung
6. - 8. Woche	Parvovirose, Zwinger-husten	Dreifachimpfung
8. - 10. Woche	Staupe, HCC, Leptos-pirose	
10. - 12. Woche	Parvovirose, Zwinger-husten	Drei- oder Vierfach-impfung
12. - 14. Woche	Staupe, HCC, Leptos-pirose, Tollwut	
1. Wiederholung:		
nach einem Jahr	Leptospirose, Parvovirose Zwingerhusten, Tollwut	Drei- oder Vierfach-impfung
Weitere Wiederholungen:		
jährlich	Leptospirose, Parvovirose Zwingerhusten, Tollwut	Drei- oder Vierfach-impfung
alle zwei Jahre	Staupe, HCC	

Strikte Einhaltung der erforderlichen Impftermine ist erforderlich, dabei auf die Eintragung in den Impfpaß bestehen.

Nach der Impfung sind den Hunden körperliche Anstrengungen ca. 24 Stunden nicht abzuverlangen.

Quelle: Ausbildungsunterlagen VBG HAS 1 BW9702 Hundeführerausbilder (1997).

KÖRPERTEMPERATUR
DES HUNDES

- Durchschnittliche Werte -

gesunder, erwachsener Hund	bis 38,2° C
große Rassen	38° C bis 39,0° C
sehr kleine Rassen	38° C bis 39,4° C

Veranlassung zum erneuten kurzfristigen Messen der Temperatur sollte sein, wenn folgende Werte ermittelt wurden:

bei kleinen Rassen im Alter bis zu einen Jahr	39,5° C
bei kleinen Rassen über ein Jahr	39,4° C
bei mittleren Rassen im Alter bis zu einen Jahr	39,5° C
bei mittleren Rassen über ein Jahr	38,9° C
bei großen Rassen im Alter bis zu einem Jahr	39,5° C
bei großen Rassen über ein Jahr	38,8° C

Erwachsene Hunde haben

geringgradiges Fieber	bei	39,5° C
mittelgradiges Fieber	bis zu	40,2° C
hochgradiges Fieber	bis zu	41,2° C
sehr hochgradiges Fieber	über	41,2° C

Quelle: Ausbildungsunterlagen VBG HAS I BW9702 Hundeführerausbilder (1997).

Messung
des
Pulsschlages und der Körpertemperatur des Hundes

Pulsschlag

Ein oder zwei Finger mäßig fest an die Schenkelarterie legen, die an der Innenseite des Oberschenkels in Längsrichtung läuft.

Normalpuls beträgt

bei großen Hunden	50 - 90 Pulsschläge/Minute
bei kleinen Hunden	bis 150 Pulsschläge/ Minute

Körpertemperatur

Zum Messen benötigt man zwei Personen oder legt dem Hund einen Beißkorb an.

Bei zwei Personen - Eine Person hält den Hund fest, die andere mißt die Temperatur. Die Spitze des Thermometers mit Paraffinöl benetzen. Zum Messen den Hund, das zwischen Daumen und Zeigefinger gehaltene Thermometer waagerecht unter leichter Drehbewegung, vorsichtig ca. 1/3 seiner Länge in den Mastdarm einführen. Das Thermometer muß mindestens drei Minuten im Mastdarm stecken.

Normaltemperatur beträgt

bei gesunden, erwachsenen Hunden	bis 38,2°C
bei großen Rassen	38,0°C bis 39,0°C
bei sehr kleinen Rassen	38,0°C bis 39,4°C

Quelle: Ausbildungsunterlagen VBG HAS 1 BW9702 Hundeführerausbilder (1997).

Auf den Menschen übertragbare Krankheiten

Infektionskrankheiten werden selten von einer Spezies auf eine andere übertragen. So kann der Mensch beispielsweise sich beim Hund nicht mit Grippe anstecken, und der Hund erkrankt nicht an den menschlichen Masern. Es gibt jedoch Krankheiten, die verschiedene Säuger befallen können. Gewisse Parasiten des Hundes können auch auf den Menschen übertragen werden.

Übertragungsrisiko

Hundebiß
Das Risiko von einen Hund gebissen zu werden, ist geringer, wenn das Verhalten des Hundes verstanden wird.

Allergie
Das Risiko kann vermindert werden, wenn Haut und Fell des Hundes in guter Verfassung gehalten werden.

Übertragbare Krankheiten

Zoomosen	Übertragbare Krankheiten	durch Bisse übertragbare Infektionen	Allergien
• Tollwut	• Campylobakte-riose	• Pasteurella - Infektionen	
• Topokariose	• Salmonellose	• Starrkrampf	
• Ringflechte	• Giardia		
• Räudemilbe	• Bruzellose		
• Echinokokhose	• Leptospirose		
• von Flöhen und Zecken übertragbare Krankheiten	• Chlamydiose		
• Tuberkulose			

Quelle: Ausbildungsunterlagen VBG HAS 1 BW9702 Hundeführerausbilder (1997).

Entwurmungsplan
für
Hunde

_____
(Name des Hundes)

_____
(Tierhalter)

Wurmkur	Datum	Dosierung
Alle		
3 Monate		

Zuchthündinnen		
Vor dem Decken		
10 Tage vor dem Werfen		

Alle weiteren Wurmkuren mit den Welpen eines Wurfes.

Regelmäßige Entwurmung ist nicht nur entscheidend für die Gesundheit des Hundes, sondern auch für die eigene Gesundheit und der der Familie!

Quelle: Ausbildungsunterlagen VBG HAS 1 BW9702 Hundeführerausbilder (1997).

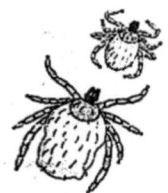

VORSICHT ZECKEN
sind gefährliche Krankheitsüberträger

Je nach Entwicklungstadium werden Zecken
- von Gräsern bis zu ca. 30 cm Höhe (Larven)
- von ca. 1 m hohen Kräutern (Nymphen)
- von Pflanzen bis zu 1,5 m Höhe (erwachsene Zecken)

von vorbeilaufenden Tieren (auch Menschen) abgestreift. Vereinzelt sind Zecken auch in Gärten und Parks von Wohngebieten aktiv.

Zecken bevorzugen feuchtes, mildes Wetter mit Temperaturen zwischen 10°C und 20°C. Allerdings werden sie schon bei einer Bodentemperatur von 5-7°C aktiv. Besonders zeckenaktive Jahreszeiten sind die Übergangszeiten und nasse Sommer. Heiße und trockene Sommer bremsen die Bißlust der Zecken.

Entfernen von Zecken

Einzelne

1. - Zunächst mit Öl, Äther oder Waschbenzin behandeln
   - etwas später mit einer Pinzette oder mit den Fingernägeln die Zecke soweit wie möglich vorne erfassen
   - Zecke vorsichtig lockern
   - Langsam, mit drehender Bewegung die Zecke nach oben ziehen

Vorsicht! Zecke dabei nicht zerdrücken

2. - Mit einer Zeckenzange (*Kein Öl oder sonstige Substanzen zur Entfernung verwenden*)
   - Festgebissene Zecke mit der Zeckenzange erfassen und mit 2-3 Umdrehungen herausdrehen.

(A)   (B)

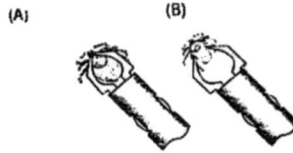

(A) *Entfernen einer vollgesogenen Zecke*

(B) *Entfernen einer kleinen Zecke*

Starker Zeckenbefall
Tiere mit einprozentiger Trichlorphonlosung betupfen oder baden.

Quelle: Ausbildungsunterlagen VBG HAS 1 BW9702 Hundeführerausbilder (1997).

Merkblatt

ERSTE - HILFE - Maßnahmen

- Diensthunde -

- Ruhe bewahren!
- Was ist geschehen?
- Welche Gefahr droht?
- Bei einem Verkehrsunfall den Hund sofort anleinen!
- Feststellung des Erstzustandes!
- Wenn notwendige, lebensrettende Sofortmaßnahmen anwenden!

Sofortmaßnahmen zur Feststellung des Ausmaßes der Verletzungen

- Kontrolle der Atmung (*Normal 20 bis 30 Atemzüge pro Minute*)
- Reflexkontrolle
  Hornhautreflex
  Lichtreflex
  Fußreflex
- Kontrolle des Kreislaufes
  (*Herzrythmus großer Hunde 50 bis 90, kleine Hunde bis zu 150 Schläge pro Minute*)

Erste-Hilfe-Maßnahmen

- **Hund atmet nicht mehr** - Mit der künstlichen Atmung beginnen (*Mund- zu Nasebeatmung ist ca. achtmal pro Minute zu wiederholen*).
- **Herzstillstand** - Mit der Herzmassage beginnen (*Herzmassage sechsmal im Abstand von einer Sekunde, danach Mund- zu Nasebeatmung. Herzmassage und Beatmung ständig wechseln bis das Herz wieder schlägt*).

- **Äußere Verletzungen** - Schwere Blutung - stoppen durch einen Wundverband.
- **Gebrochene Glieder** - Nur im unteren Teil der Läufe, der Wirbelsäule und Rute angebracht, ansonsten in Ruhe lassen.
- **Innere Verletzungen** - Das Tier nach Möglichkeit liegend und erschütterungsfrei sofort zur tierärztlichen Versorgung bringen.
- **Insektenstiche** - Im Rachenbereich versuchen Atemwege frei zuhalten und sofort den Tierarzt aufsuchen.
- **Vergiftungen** - Nach Möglichkeit mit der Probe des Giftes sofort zum Tierarzt.
- **Ersticken** - Zweige oder Knochensplitter die sich zwischen den großen Zähnen des Oberkiefers verkeilt haben oder im Rachen stecken geblieben sind, sind zu entfernen.
- **Hundebisse** - Bei durchlöcherter Haut macht sich die Behandlung durch einen Tierarzt erforderlich.

Für Notfallsituation:
Anschrift des Tierarztes:

_____

_____

Telefonnummer des Tierarztes:

_____

Vorsicht! Bei allen Hilfsmaßnahmen, wie das Versorgen von Wunden, ist wegen der auftretenden Schmerzen des Tieres auf den Schutz der Abwehrreaktionen (improvisierter Maulkorb) zu achten!

Quelle: Ausbildungsunterlagen VBG HAS I BW9702 Hundeführerausbilder (1997).

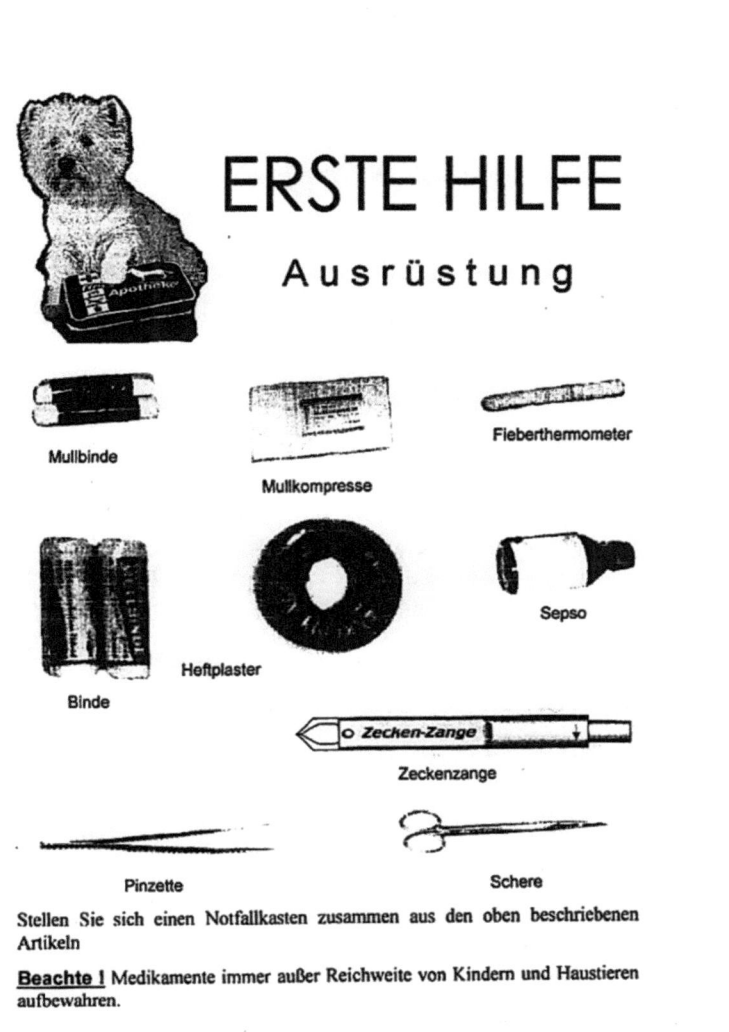

Stellen Sie sich einen Notfallkasten zusammen aus den oben beschriebenen Artikeln

Beachte ! Medikamente immer außer Reichweite von Kindern und Haustieren aufbewahren.

Quelle: Ausbildungsunterlagen VBG HAS 1 BW9702 Hundeführerausbilder (1997).

ENTFERNEN VON FREMDKÖRPERN

IM OHR

Sichtbare Samen mit einer Pinzette entfernen.

Tiefsitzende Samen durch einen Tierarzt entfernen lasse.

Betroffenes Ohr mit Oliven- oder Paraffinöl füllen.

Manchmal löst sich der Samen und kann leicht herausgeholt werden.

IM AUGE

Fremdkörper mit Augentropfen oder Olivenöl wegspülen.

Fremdkörper im Augapfel immer durch den Tierarzt entfernen lassen.

IN DER PFOTE

Jeden sichtbaren Gegenstand mit Hilfe einer Pinzette entfernen.

Bei unsichtbaren Gegenständen die Pfote mehrmals täglich mit lauwarmen Salzwasser (1 Teelöffel / Tasse) baden, bis der Gegenstand an die Hautoberfläche gelangt und mühelos entfernt werden kann.

Quelle: Ausbildungsunterlagen VBG HAS I BW9702 Hundeführerausbilder (1997).

FRUCHTBARKEITSZYKLUS DER HÜNDIN

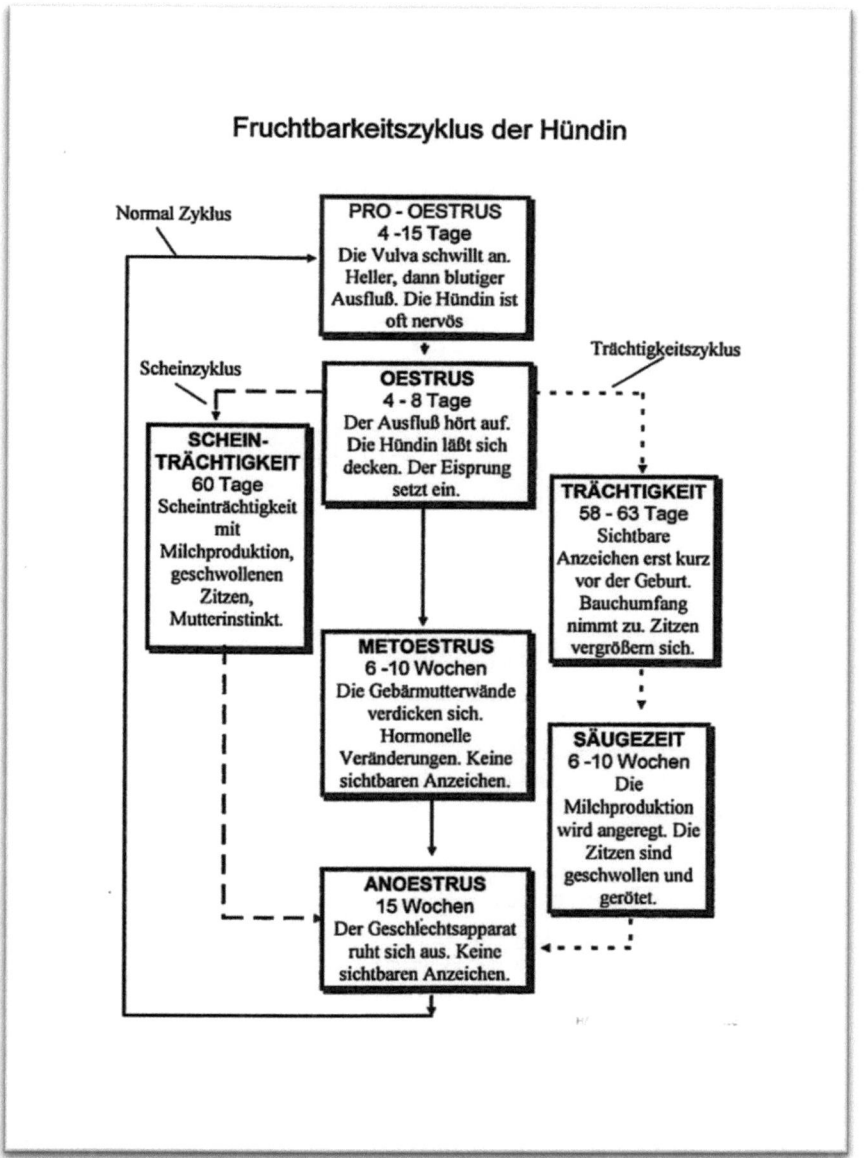

Fruchtbarkeitszyklus der Hündin

Normal Zyklus

PRO - OESTRUS
4 -15 Tage
Die Vulva schwillt an.
Heller, dann blutiger
Ausfluß. Die Hündin ist
oft nervös

Trächtigkeitszyklus

Scheinzyklus

OESTRUS
4 - 8 Tage
Der Ausfluß hört auf.
Die Hündin läßt sich
decken. Der Eisprung
setzt ein.

**SCHEIN-
TRÄCHTIGKEIT**
60 Tage
Scheinträchtigkeit
mit
Milchproduktion,
geschwollenen
Zitzen,
Mutterinstinkt.

TRÄCHTIGKEIT
58 - 63 Tage
Sichtbare
Anzeichen erst kurz
vor der Geburt.
Bauchumfang
nimmt zu. Zitzen
vergrößern sich.

METOESTRUS
6 -10 Wochen
Die Gebärmutterwände
verdicken sich.
Hormonelle
Veränderungen. Keine
sichtbaren Anzeichen.

SÄUGEZEIT
6 -10 Wochen
Die
Milchproduktion
wird angeregt. Die
Zitzen sind
geschwollen und
gerötet.

ANOESTRUS
15 Wochen
Der Geschlechtsapparat
ruht sich aus. Keine
sichtbaren Anzeichen.

Quelle: Ausbildungsunterlagen VBG HAS 1 BW9702 Hundeführerausbilder (1997).

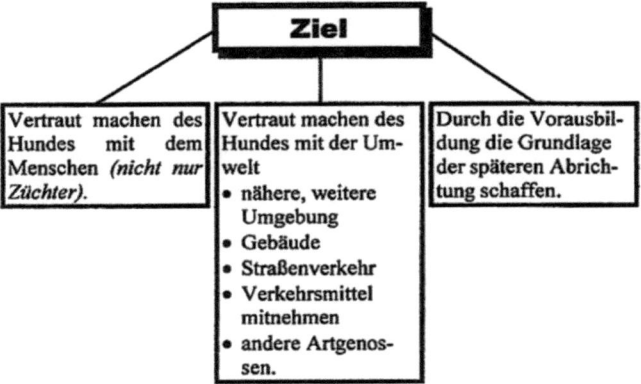

Spielerische Formen
zum Wecken und fördern der Eigenschaften des Hundes

Ziel

| Vertraut machen des Hundes mit dem Menschen *(nicht nur Züchter)*. | Vertraut machen des Hundes mit der Umwelt
 • nähere, weitere Umgebung
 • Gebäude
 • Straßenverkehr
 • Verkehrsmittel mitnehmen
 • andere Artgenossen. | Durch die Vorausbildung die Grundlage der späteren Abrichtung schaffen. |

Beutetrieb: Durch das Hin- und Herbewegen eines Lappens wird der Welpe veranlaßt, den Lappen zu fassen.

Apportieren: Spielen und Wegwerfen von Gegenständen (Stöckchen), die das junge Tier apportiert.

Heranrufen: Heranrufen des Hundes zum Hundeführer, wobei dieser in entgegengesetzter Richtung in Sicht weggelaufen ist.

Überspringen/Überklettern: Kleinere Hindernisse gemeinsam mit dem Hundeführer unter Berücksichtigung einer altersmäßigen Differenzierung.

Quelle: Ausbildungsunterlagen VBG HAS I BW9702 Hundeführerausbilder (1997).

TRIEBFORMEN, DIE HANDLUNGEN DES HUNDES BEEINFLUSSEN.

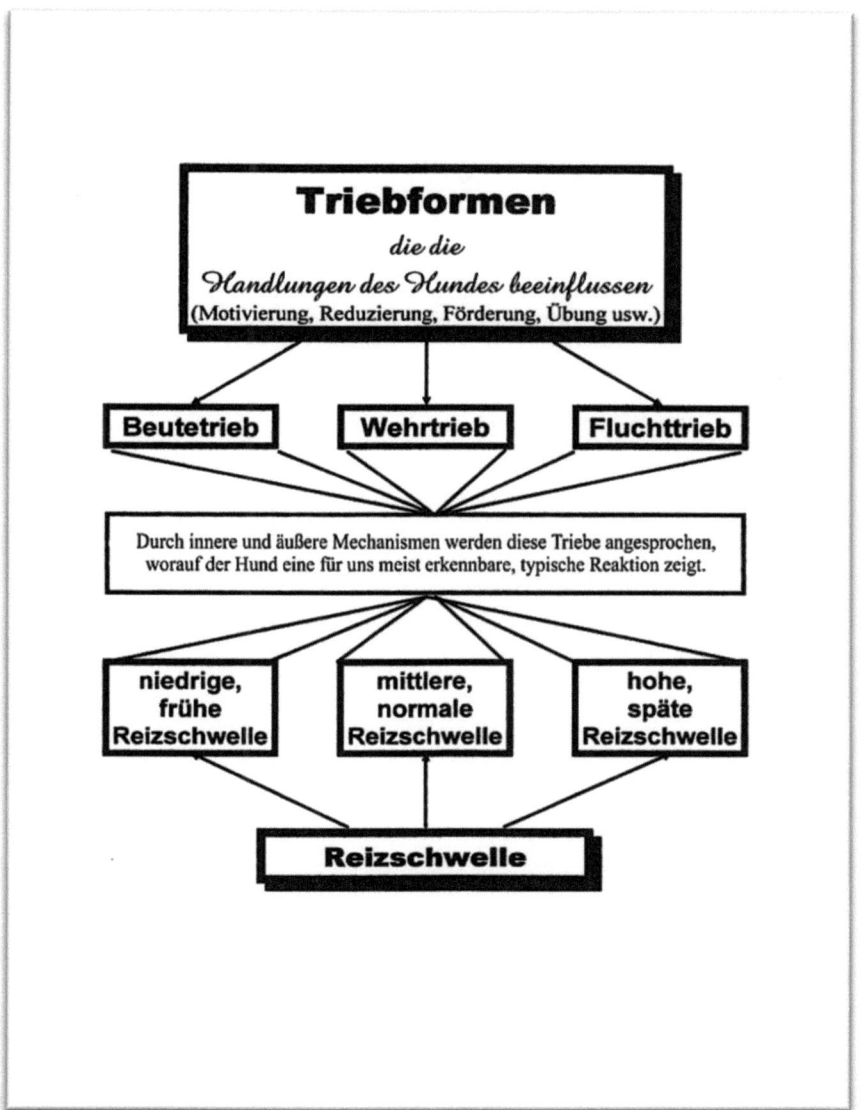

Quelle: Ausbildungsunterlagen VBG HAS 1 BW9702 Hundeführerausbilder (1997).

Denkleistungen des Hundes

Hund ←——————— Unterschied ——————→ **Mensch**

ein vorsprachliches, elementar
- bildhaftes Denken
- im biologischen Sinne
- bleibt an eine gegenwärtige
  Situation gekoppelt
- können über Tun nachdenken, aber nicht die Folgen
  einschätzen
- keine moralische Vorstel-
  lung von Gut und Böse.

Ein begrifflich, logisches
Denken

7 Punkte über das Lernen des Hundes

1. Klassische Konditionierung
2. Lernen von bedingter Abzetanz
3. Lernen von bedingter Aktion
4. Lernen von bedingter Aversion
5. Lernen von bedingter Hemmung
6. Abstraktion
7. Einsichtiges Verhalten

HAHMANNHFADenkleistungendesHundes.doc

Quelle: Ausbildungsunterlagen VBG HAS I BW9702 Hundeführerausbilder (1997).

Die Hundesprache

Dominanter Hund

- Direkter Augenkontakt
- Aufgerichtete Ohren
- Angespannte und aktionsbereite Muskeln
- Hocherhobene Rute
- Die Pfotenstellung erlaubt den Hund sich nach vorn zu lehnen.

Unterwürfiger Hund

- Die Ohren sind flach angelegt
- Die Pfote wird hochgehoben
- Der Bauch ist entblößt
- Die Rute wird zwischen die Pfoten geklemmt

Äußere Anzeichen für einen bevorstehenden Angriff

- Steife Körperhaltung, waagerecht gehaltene Rute, aufgestellte Nackenhaare, Rückenhaare.
- Der Hund macht sich groß und furchterregend.
- Zähne fletschend.
- Knurren, tiefes Brummen.
- Abducken des Körpers (*Sprungansatz*).
- Rute einklemmen (*Angstbeißer*).

Quelle: Ausbildungsunterlagen VBG HAS I BW9702 Hundeführerausbilder (1997).

Ausdrucksverhalten

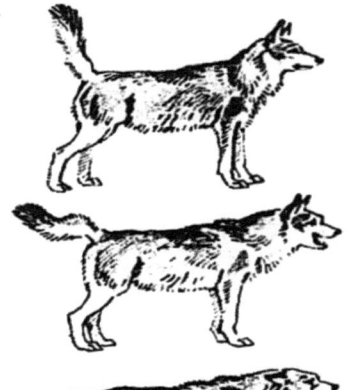

Aufmerksam,
Imponierend

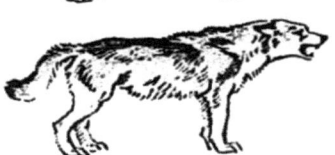

Drohen,
das Tier fühlt sich sicher

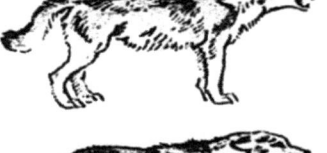

Drohen,
bei verminderter Sicherheit

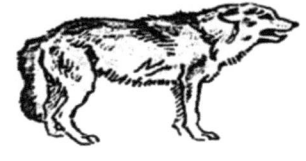

Schwaches Drohen,
Unsicher, Demut

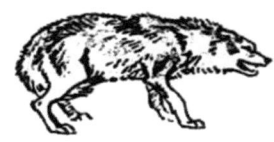

Angst

Quelle: Ausbildungsunterlagen VBG HAS 1 BW9702 Hundeführerausbilder (1997).

VIER TEMPERAMENTSTYPEN DES HIPPOKRATES

Vier Temperamentstypen des Hippokrates
(Antike, 5.Jahrhundert v.u.Z.)

Hippokrates ging davon aus, daß die Körpersäfte die Temperamente bestimmen. Ausgehend von einer sogenannten Säftemischung wurden die Temperamente wie folgt von ihm unterschieden:

- **Sanguiniker** *(Introvertierter Typ)*
  abgeleitet von dem lateinischen Wort „*sanguie*" = das Blut
  Eigenschaften: Erhöhte Reaktivität, reagiert auf alles, was seine Aufmerksamkeit erregt, sehr lebhaft, sehr energisch und arbeitseifrig **(stark, ausgeglichen, beweglich)**

- **Phlegmatiker** *(Extrovertierter Typ)*
  nach dem griechischen Wort „*phlema*" = der Schleim
  Eigenschaften: Bei großen Unannehmlichkeiten bleibt er ruhig, energisch und arbeitswillig, zeichnet sich durch Geduld und Ausdauer aus **(stark, ausgeglichen, schwerfällig)**

- **Choleriker** *(Introvertierter Typ)*
  stammt von der griechischen Bezeichnung „*chole*" = die Galle
  Eigenschaften: Hohe Aktivität und Reaktivität wobei die Reaktivität die Aktivität überwiegt, unbändig und ungeduldig **(stark, unausgeglichen, unbeweglich)**

- **Melancholiker** *(Extrovertierter Typ)*
  dieser Terminus entstand aus dem griechischen Wort „*melaina*" = die schwarze Galle
  Eigenschaften: Erhöhte Ansprechbarkeit, äußerst empfindlich, geringe Reaktivität, ist nicht energisch, nicht beharrlich, ermüdet leicht, läßt sich leicht ablenken, langsames Tempo **(schwach)**

Die Typenlehre ist ein Versuch, wichtige Gruppenunterschiede in einem Bild zusammenzufassen, welche das Bezeichnende, Typische enthält.

HAHMANNHFAVierTemperamentstypen.doc

ANZEICHEN AGGRESSIVER STIMMUNGEN EINES HUNDES

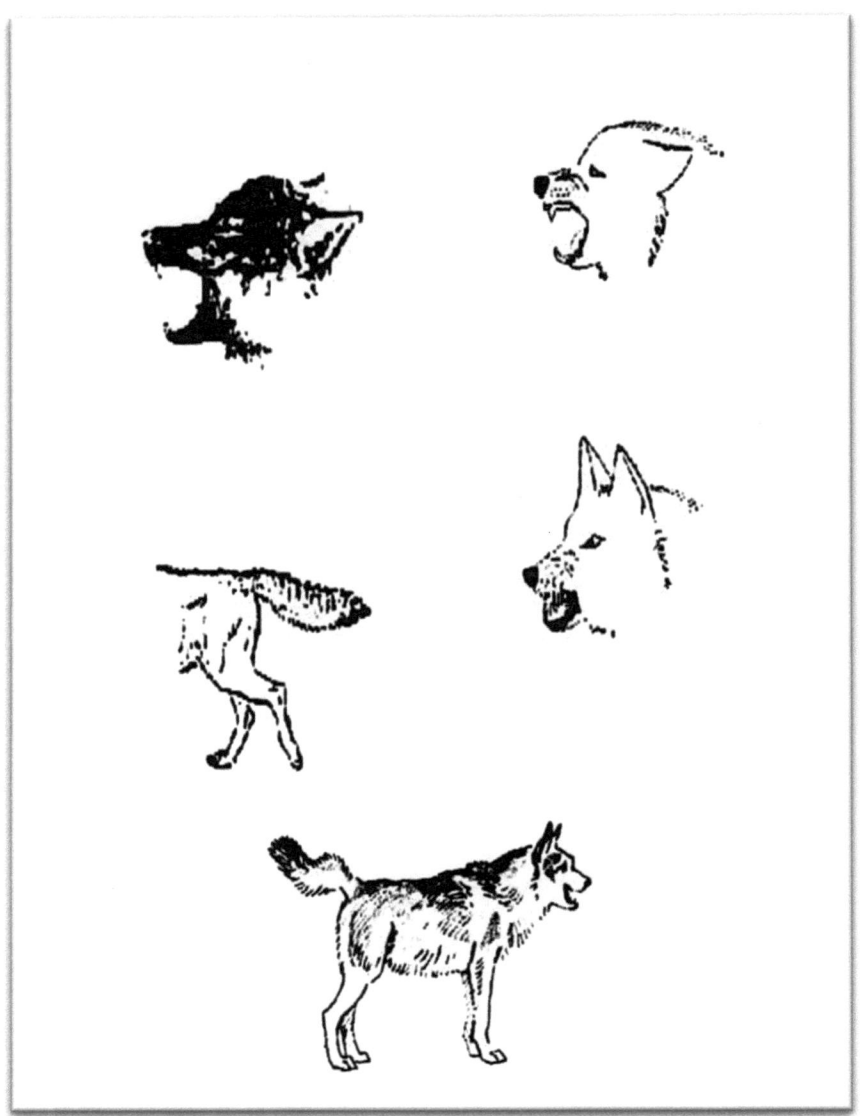

Quelle: Ausbildungsunterlagen VBG HAS I BW9702 Hundeführerausbilder (1997).

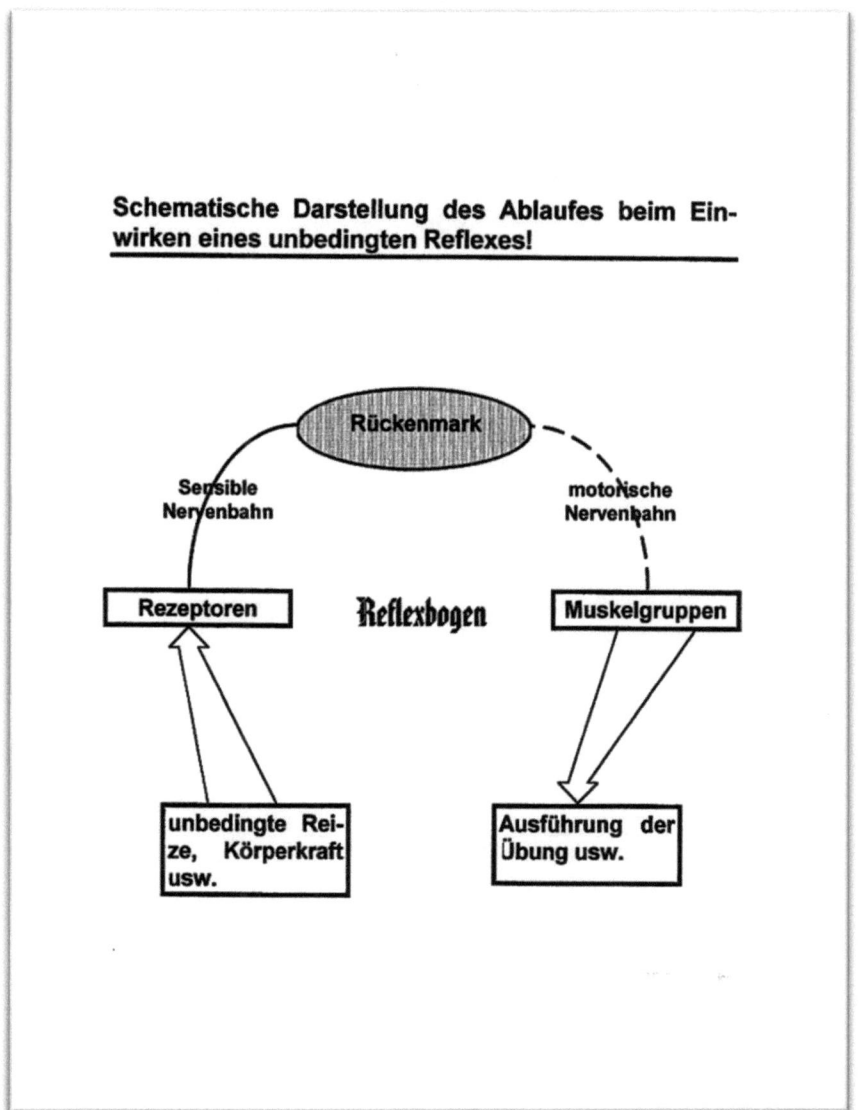

Schematische Darstellung des Ablaufes beim Einwirken eines unbedingten Reflexes!

Rückenmark

Sensible Nervenbahn

motorische Nervenbahn

Rezeptoren

Reflexbogen

Muskelgruppen

unbedingte Reize, Körperkraft usw.

Ausführung der Übung usw.

Quelle: Ausbildungsunterlagen VBG HAS I BW9702 Hundeführerausbilder (1997).

Ausbildung
von
bedingten Reflexen

Reizerreger

unbedingte	bedingte
• Nahrungsreizerreger	• Hörlaute
• Streicheln *(Loben)*	• Gesten
• Druck *(Zwang)*	• Signale

bedingter Reflex des Hundes

Quelle: Ausbildungsunterlagen VBG HAS 1 BW9702 Hundeführerausbilder (1997).

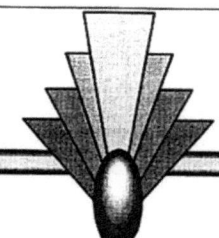

12 Gebote
der Erziehung des Hundes

1. Beherrschung (nicht die Geduld verlieren).

2. Deinen Hund nur bestrafen wenn er es versteht.

3. Du sollst Deinen Hund nicht anschreien (durch Anschreien wird der Hund ängstlich und verwirrt).

4. Du darfst den Hund nicht durch Kommandos und Zeichen verwirren (Der Ton macht die Musik).

5. Keinen Fehler des Hundes, auch nicht den kleinsten, übersehen (Fehler des Hundes werden sonst zur Gewohnheit und lassen sich schlecht austreiben).

6. Du mußt Deinen Hund für Gehorsam belohnen und nie auf Belohnung warten lassen (der Hund wird dann jeden Befehl freudig ausführen).

7. Die Ausbildung des Hundes nicht zulange ausdehnen (Überforderung).

8. Benutze stets die selben Ausdrücke und Zeichen, sonst weiß der Hund nicht, was er tun soll.

9. Gebrauche kurze Ausdrücke (Kommandosprache). Kurze Kommandos versteht der Hund und prägen sich im Gedächtnis ein.

10. Behandle Deinen Hund liebevoll – er ist dein Freund und Partner und wird Dich in Extremsituationen verteidigen. Der Hund erkennt, daß Du sein Rudelführer und Partner bist.

11. Pflege Deinen Hund selbst (Füttern, Trinken, Zwingerreinigung).

12. Beschäftige Dich mit Deinem Hund außerhalb des Dienstes - Spielen ist ein Grundbedürfnis des Hundes und festigt die Partnerschaft (Ein Hund mit dem gespielt wird, schützt seinen Herren in Extremsituationen).

HAHAMANNHFA12GebotederErziehungdesHundes.doc

Quelle: Ausbildungsunterlagen VBG HAS I BW9702 Hundeführerausbilder (1997).

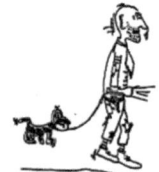

10 - PUNKTE
FEHLERSYSTEM

Fehler die bei der Hundeerziehung auftreten können:

1. Nicht täglich geübt.

2. Sich nicht an das Trainingsprogramm gehalten.

3. Nicht richtige Anwendung der Ausbildungstechnik.

4. Üben nicht in den Tagesablauf eingebaut.

5. Besserwisserei.

6. Der Hund ist körperlich nicht ausgelastet.

7. Das Trainingsprogramm ist nicht auf den Hund abgestimmt.

8. Sie können die Welt nicht durch Hundeaugen sehen.

9. Versagen bei der Gruppenarbeit.

10. Der Hund ist nicht gesund.

HAHMANNHFA10-Punkte-Fehlersysetm.doc

Quelle: Ausbildungsunterlagen VBG HAS I BW9702 Hundeführerausbilder (1997).

Hundeausweis

HUNDEAUSWEIS

Name des Hundes: _____
Stammbau - Nr.: _____
Registrier - Nr.: _____
Rasse:
Fellfarbe: _____ Geschlecht: _____

Wurfdatum: _____

Allgemeine Angaben
Name des Vaters: _____ Rasse: _____
Name der Mutter: _____ Rasse: _____
Name und Adresse des Züchters: _____

Telefon - Nr.: _____

Tierärztliche Angaben
Name und Adresse des Tierarztes: _____

Telefon (Praxis): _____ Notfall - Nr.: _____

Medizinische Vorgeschichte (alle Krankheiten, mit Daten der Tierarztbesuche):

_____
_____
_____
_____

Impfnachweis: _____

_____
_____
_____

Gewicht des Hundes: _____

Name und Adresse der Tierversicherung:
_____

Telefon - Nr.: _____
Police - Nr.: _____
Prämie fällig: _____

(Alle veränderlichen Angaben mit Bleistift eintragen. Reicht der Platz für die tierärztlichen Angaben nicht aus, diese auf einen gesonderten Blatt als Anhang nachweisen.)

Anhang:
- Medizinische Vorgeschichte (alle Krankheiten, mit Daten der Tierarztbesuche)
- Impfnachweis

Quelle: Ausbildungsunterlagen VBG HAS | BW9702 Hundeführerausbilder (1997).

AUSRÜSTUNGSGEGENSTÄNDE FÜR DEN HUND

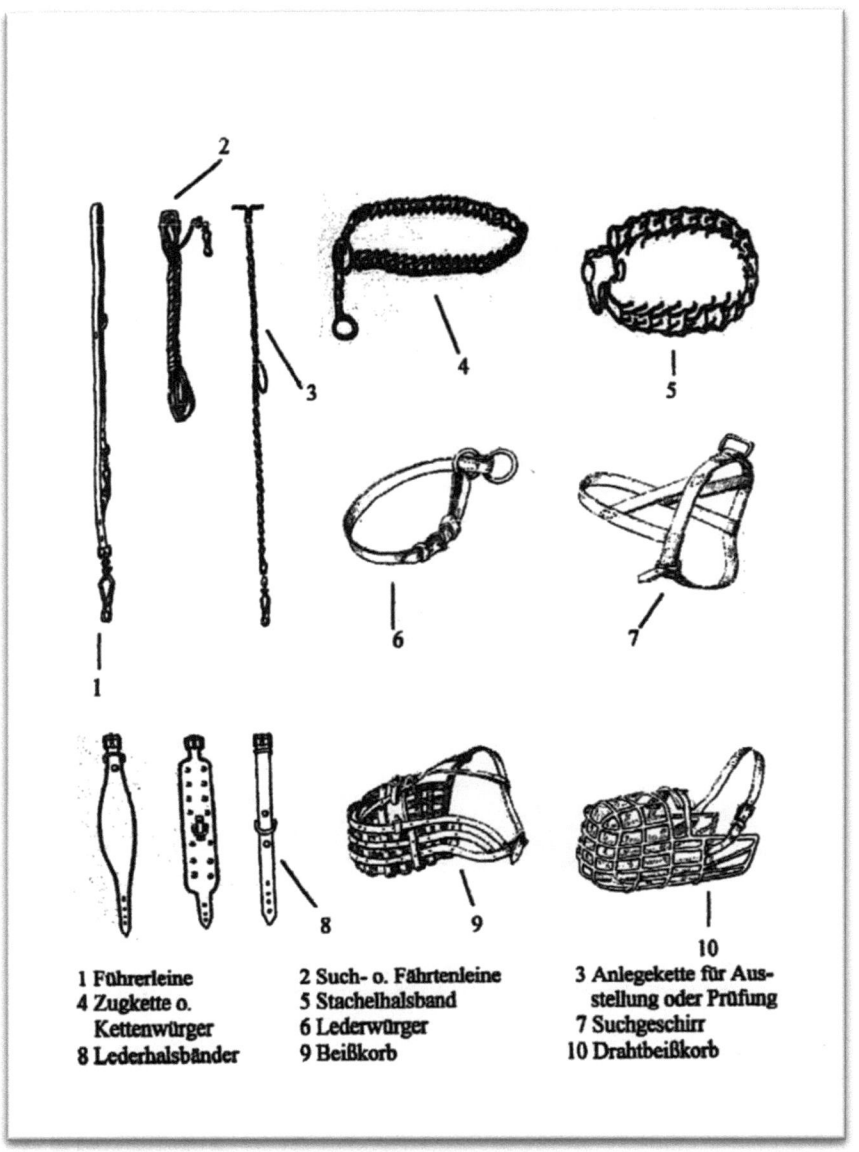

1 Führerleine
4 Zugkette o.
   Kettenwürger
8 Lederhalsbänder

2 Such- o. Fährtenleine
5 Stachelhalsband
6 Lederwürger
9 Beißkorb

3 Anlegekette für Aus-
   stellung oder Prüfung
7 Suchgeschirr
10 Drahtbeißkorb

Quelle: Ausbildungsunterlagen VBG HAS 1 BW9702 Hundeführerausbilder (1997).

MUSS DER HUND EINEN SICHERHEITSGURT ANLEGEN?

Wenn ein Hund ohne geeignete Transportsicherung im Auto mitgeführt wird, ist nicht nur das Leben und Gesundheit des Vierbeiners gefährdet, sondern auch die eigene.

> **Bei einem Unfall wird ein ausgewachsener Schäferhund (ca. 30 kg) so schwer wie ein Elefant, wenn er als ungesichertes Geschoß im Auto nach vorn geschleudert wird.**

Beim Transport:
- den Hund immer auf den Rücksitz platzieren.
- große, sehr temperamentvolle Hunde anleinen.
- Gitter zwischen Vorder- und Hintersitz anbringen.

Transportsicherungen

Schutzdecke	Sicherheits- gurte	Laderaum- gitter	Transport- boxen
Sie wird zwischen den Kopfstützen von Rückbank und Vordersitz befestigt - wie eine Wanne.	Das Geschirr wird über Kopf und Brust des Tieres gestülpt und am Gurtschloß verankert.	Für Fließheck - Limousinen oder Kombis geeignet.	Sie werden quer auf oder hinter der Rückbank platziert, kleine Boxen auch im Fußraum.
Vorteile			
Das Tier kann nicht in den Fuß- raum fallen.	Das Tier kann nicht im Auto um- herlaufen.	Das Tier hat eige- nen Passagierraum im Heck.	**Bester Schutz!**
Nachteile			
Schützt nur bei leichten Kollisio- nen.	Bei schweren Un- fällen kann das Tier gegen Rück- lehne und Vorder- sitz geschleudert werden.	Er bleibt bei einen Crash weitgehend ungeschützt.	Der Hund muß vorher an die Transportboxen gewöhnt werden.

> **Fazit: Der Hund braucht eine Transportsicherung im Auto !**

Quelle: Ausbildungsunterlagen VBG HAS 1 BW9702 Hundeführerausbilder (1997).

BESCHAFFENHEIT DER TRANSPORTBEHÄLTNISSE FÜR DIE UNTERBRINGUNG DER HUNDE BEIM TRANSPORT IM AUTO

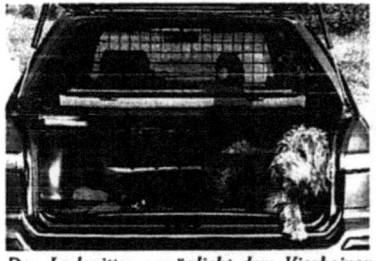

Das Ladegitter ermöglicht dem Vierbeiner ein eigenes Reich im Auto. Nachteil: Bei einem Crash ist das Tier ungeschützt.

1. Der Hund muß sich stellen, legen und setzen können.

2. Sie dürfen nur so groß sein, daß der Hund durch einwirkende Flieh- und Schubkräfte nicht verletzt wird.

3. Die Be- und Entlüftung gewährleistet ist.

4. Geeignetes Material verwendet wird, daß nicht gesundheitsschädlich ist.

5. Eine Einwirkung durch Dritte nicht möglich ist.

6. Leichte Reinigungs- und Desinfektionsmöglichkeiten bestehen.

7. Die Verladung, Beförderung und Entladung des Hundes muß ohne besondere Gefährdung und ohne vermeidbare Belastung gewährleistet sein.

Die Verordnung über den Transport von Hunden in Behältnissen (*Bundesgesetzblatt Nr.60 vom 24.12.1988*) enthält spezielle Regelungen, die zu beachten sind.

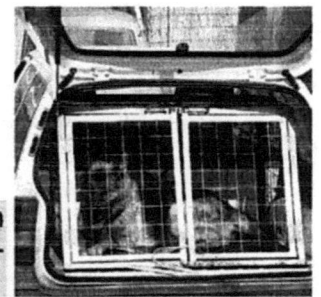

Beförderung des Diensthundes in einem Käfig.

Quelle: Ausbildungsunterlagen VBG HAS I BW9702 Hundeführerausbilder (1997).

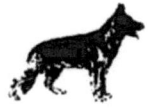 **Beispiel**
für eine
Ausbildungsplanung

Disziplin: Unterordnung

Zeit: 2 x 45 min.
davon:
- Minuten für Kernübungen
- Minuten für Auflockerung

Zielstellung der Ausbildung mit folgenden Kernübungen:
- „Sitz" mit Entfernen des Hundeführers
- „Platz" mit Entfernen des Hundeführers
- „Steh" mit Entfernen des Hundeführers

(Hund bleibt angeleint, beim Entfernen läßt der Hundeführer die Leine fallen).

Zeit (in Minuten)	Übung	Anzahl der Übungen (etwa)
10	Sitz mit Entfernen vom Hund	10
10	Platz mit Entfernen vom Hund	10
10	Steh mit Entfernen vom Hund	10
5	verteilt zwischen den Übungen zum Loben (Aufmuntern) des Hundes	
10	Überwinden von Hindernissen	je 3 Nachahmungen
10	Sitz mit Entfernen vom Hund	10
10	Platz mit Entfernen vom Hund	10
10	Steh mit Entfernen vom Hund	10
5	verteilt zwischen den einzelnen Übungen zum Loben (Aufmuntern) des Hundes	
5	Lautgeben	Nachahmung
5	Überwinden von Hindernissen	je bis 2 Nachahmungen

Quelle: Erarbeitete Ausbildungsunterlagen Ernst-Ulrich Hahmann (1997).

VARIANTE
EINES ALLGEMEINEN TRAININGSPLANES
ZUR AUSBILDUNG DES HUNDES

ABSCHNITT 1
- Sitz auf Hörzeichen
- Platz auf Hörzeichen
- Sitz, bleib
- Steh, bleib
- Platz, bleib

ABSCHNITT 2
- Sitz auf Hörzeichen
- Platz auf Hörzeichen
- Gehen an lockerer Leine

ABSCHNITT 3
- Sitzen auf Hörzeichen
- Platz auf Hörzeichen
- Gehen an lockerer Leine

ABSCHNITT 4
- Sitz, bleib
- Sitz, steh
- Platz, bleib
- Kommen auf Hörzeichen

ABSCHNITT 5
- Sitz, bleib
- Steh, bleib
- Platz, bleib
- Kommen auf Hörzeichen

ABSCHNITT 6
- Sitz, bleib
- Steh, bleib
- Platz, bleib
- Gehen an lockerer Leine
  und Stehen

ABSCHNITT 7
- Sitzen auf Hörzeichen
- bei Fuß gerade aus

ABSCHNITT 8
- Platz auf Hörzeichen
- bei Fuß; Kehrtwendung,
  langsamen Schritt, schnellen
  Schritt

ABSCHNITT 9
- Sitz, bleib
- bei Fuß; rechte und linke
  Wendung

ABSCHNITT 10
- Sitz, bleib
- bei Fuß; automatischer
  Sitz

ABSCHNITT 11
- Platz, bleib
- Kommen auf Hörzeichen
  mit Handzeichen

ABSCHNITT 12
- Kommen auf Hörzeichen
- bei Fuß; ohne Leine

BEMERKUNG:
- *Täglich 15 Minuten üben*
  5 Minuten spielen
- *wählen Sie zu Übungsbeginn eine*
  Umgebung, die das Lernen fördert
- *Gewöhnen Sie den Hund nicht an*
  ein Schema
- *Teilen Sie die Übungen in einfache Schritte*
- *Denken und Handeln Sie wie ein*
  Rudelführer
- *Keine Wutausbrüche bei der Ausbildung*
- *Gestalten Sie das Training abwechslungsreich*
  und freudvoll
- *Setzen Sie den Namen des Hundes nutzbringend*
  ein
- *Geben Sie immer nur ein Hörzeichen*

Quelle: Erarbeitete Ausbildungsunterlagen Ernst-Ulrich Hahmann (1997).

Rechtfertigungs- und Entschuldigungsgründe

Rechtfertigungsgründe

- Notwehr
  § 32 StGB, § 227 BGB
- Rechtfertigender Notstand
  § 34 StGB
- Verteidigungsnotstand
  § 228 BGB
- Angriffsnotstand
  § 904 BGB
- Festnahmerecht für jeder-
  mann
  § 127 StPO
- Erlaubte Selbsthilfe
  §§ 229, 230 BGB
- Selbsthilfe des Besitzers /
  Besitzdieners
  §§ 850 ff. BGB

Entschuldigungsgründe

- Überschreitung der Not-
  wehr
  § 33 StGB
- Entschuldigender Notstand
  § 35 StGB

Unterschiede

Rechtfertigungsgründe werden bei der Rechtswidrigkeit geprüft und rechtfertigen das Verhalten des Täters.	Entschuldigungsgründe werden bei der Schuld geprüft und entschuldigen nur das Täterverhalten.

Quelle: Erarbeitete Ausbildungsunterlagen Ernst-Ulrich Hahmann (1997).

RICHTIGE ANTWORTEN FÜR DIE FRAGEN ZUR BEURTEILUNG DES VERHALTENS EINES HUNDES

**Richtige Beantwortung der Fragen
zur Beurteilung des Verhaltens eines Hundes.**

Frage 01:	a)	c)			2 Punkte
Frage 02:	a) - 1	b) - 6	c) - 3		
	d) - 4	e) - 2	f) - 5		6 Punkte
Frage 03:	a) - 3	b) - 1	c) - 2		3 Punkte
Frage 04:	a) - 1	b) - 5	c) - 3		
	d) - 2	e) - 4			5 Punkte
Frage 05:	c)				1 Punkt
Frage 06:	c)				1 Punkt
Frage 07:	a)	c)			2 Punkte
Frage 08:	d)				1 Punkt
Frage 09:	d)				1 Punkt
Frage 10:	a)	b)			2 Punkte
Frage 11:	d)				1 Punkt
Frage 12:	a) - 2	b) - 4	c) - 3	d) - 1	4 Punkte
Frage 13:	b)				1 Punkt
Frage 14:	a)				1 Punkt
Frage 15:	a)	d)			1 Punkt
Frage 16:	c)	d)			2 Punkte
Gesamt:					34 Punkte

Quelle: Ausbildungsunterlagen VBG HAS I BW9702 Hundeführerausbilder (1997).

RICHTIGE ANTWORT FÜR DIE ERSTELLUNG EINER EINKAUFSCHECKLISTE

DIE EINKAUFSCHECKLISTE
SOLLTE FOLGENDE ÜBERLEGUNGEN ENTHALTEN:
(trifft nicht für Welpen oder Junghunde zu)

1. Rassenstandard
(Schäferhund, Rotweiler, Riesenschnauzer usw.)

2. Konstitution

3. Belastbarkeit
(Knallgleichgültigkeit)

4. Ausgeglichenes Wesen
(rechts liegend)

5. Feste Nervendecke

6. Mittlere Reizschwelle

7. Ausbildungsstand

8. Pflegezustand

9. Gesundheit
(eventuell Nachweis)

10. Herkunft
(Züchter bzw. Halter)

11. Ausgeprägtes Triebverhalten

12. Kosten
(Preis-/Leistungsverhältnis)

13. Harmonie mit dem Besitzer

14. Alter
(Nicht unter 18 Monate / psychische Ausprägungsphase)

15. Geschlecht / Körpergröße

16. Lernfähigkeit
(Intelligenz)

17. Soziales Verhalten
(Hund - Mensch / Hund - Hund)

18. Belastbarer Spieltrieb

Quelle: Erarbeitete Ausbildungsunterlagen Ernst-Ulrich Hahmann (1997).

ABKÜRZUNGEN

Abs.	Absatz
AG	Amtsgericht
Art.	Artikel
Az.	Aktenzeichen
BGB	Bürgerliches Gesetzbuch
bzw.	beziehungsweise
ca.	circa
cm	Zentimeter
d.h.	das heißt
evtl.	eventuell
F.C.I.	Fédération Cynologique Internationale (kynologiescher Weltverband für einheitliche Beschreibung von Hunderassen und Festlegung von Zuchtrichtlinien
g	Gramm
GG	Grundgesetz
Ggf.	gegeben falls
Hrsg.	Herausgeber
kg	Kilogramm
km	Kilometer
OWiG	Ordnungswidrigkeitsgesetz
Pkw	Personenkraftwagen
Prof.	Professor
Präp.	Präparat
Std.	Stunde
StGB	Strafgesetzbuch
u.a.m.	unter anderem mehr
usw.	und so weiter

v.	vom
VBG	Verwaltungsberufsgenossenschaft
z.B.	zum Beispiel

GENUTZTE UND WEITERFÜHRENDE LITERATUR UND MATERIALIEN

Hahmann, Ernst-Ulrich Knabe, Edelweiß	Reiki-Heilende Hände (Energiemassage für Körper, Geist und Seele) *Verlag Resch* *Meinigen / Bad Salzungen 2012*
Riester, Albert (Hrsg.)	ASW-Handbuch für die Werkschutz-Fachkraft *Kriminalistik Verlag* *5. überarbeitete Auflage, Heidelberg 1991*
Riekeles, Annette	Hund als Seelen-Spiegel *Das Wesentliche* *Heft Nr.1 / 2013* *Verlag Das Wesentliche, Westensee 2013*
Trumler, Eberhard	Vom Welpen zum Hund - Eine kurze Übersicht *Gesellschaft für Haustierforschung e.V.* *München 1997*
Weigend, Thomas	Strafgesetzbuch StGB) *dtv - Taschenbücher Beck* *49. Auflage 2011*
Werkschutz-schule Nord	Ausbildungsunterlagen VBG HAS1BW9702 Hundeführerausbilder *Flensburg 1997*
Werkschutz-schule Nord	Lehrbrief „Hundekrankheiten" *Aufbauseminar Hundeführer-Ausbilder* *Flensburg 1997*
Werkschutz-schule Nord	Lehrbrief „Umweltschutz" *Aufbauseminar Hundeführer-Ausbilder* *Flensburg 1997*
Werkschutz-schule Nord	Überprüfungs- / Aus- und Fortbildungsprogramm für Hundeführer / Hunde *Grundseminar Verwaltungsgenossenschaft* *Flensburg 1997*

Das Jahr des Hundes 1 „Welpenentwicklung" in einem Wildhunde-rudel
Video der Eberhard Trumler-Station
POLUX-VIDEO Flensburg 1997

Das Jahr des Hundes 2 „Welpenerziehung" in einem Wildhunderudel
Video der Eberhard Trumler-Station
POLUX-VIDEO, Flensburg 1997

Das Heft „test SPEZIAL Hunde"
Stiftung Warentest, Mai 1999

Arbeitssicherheit beim Einsatz von Diensthunden
Schriftenreihe Präventation SP 25.2/1
VBG Verwaltungsberufsgenossenschaft
Ausgabe 01.1990

Wertmessziffern
Sektion Dienst- und Gebrauchthundewesen, Spezialzuchtgemeinschaft
Deutsche Schäferhunde
Eduard Klinz Buchdruck-Werkstätte, Halle

Bürgerliches Gesetzbuch (BGB)
dtv - Taschenbücher Beck
69. Auflage 2012

Anweisung für das Diensthundewesen der Bundeswehr Nr. 1/92
(AnwDstHundeBw) gemäß ZDV 10/6 VS-NfD Anlage 6/2 und 6/17
zu Anhang Teil A
Diensthunde-Prüfungsordnung der Bundeswehr (DPOBw)

Rechtsprechung „Hundehaltung in Mietwohnungen
Der Deutsche Schäferhund - Rechtsprechung
memebrs.aol.com/MichaclaFe/dsh/dsh11.htm

www.tierfans.net

Deutscher Schäferhund
Wikipedia - Die freie Enzyklopädie
Brigitte Mardorf

Rottweiler
Wikipedia - Die freie Enzyklopädie
Dr. Manfred Hermann
Allgemeiner Deutscher Rottweiler Klub

Riesenschnauzer
Wikipedia - Die freie Enzyklopädie
Nunne Bard

Dobermann
Wikipedia - Die freie Enzyklopädie
Stonda

Hovawart
Wikipedia - Die freie Enzyklopädie
Ursula Schneider / Nürmbrecht

Airedale Terrier
Wikipedia - Die freie Enzyklopädie
Zuni 1520

Bouvier des Flanders
Wikipedia - Die freie Enzyklopädie
Basco at nel. wikipedia

Malinois
Wikipedia - Die freie Enzyklopädie
Steffen Heinz

Anatomie der Haut
Ausbildungsunterlagen VBG HAS 1 BW9702 Hundeführerausbil-
der (1997)

Struktur des Auges
Ausbildungsunterlagen VBG HAS 1 BW9702 Hundeführerausbilder (1997)

Geschmacksnerven der Hundezunge
Ausbildungsunterlagen VBG HAS 1 BW9702 Hundeführerausbilder (1997)

Struktur des Ohres
Ausbildungsunterlagen VBG HAS 1 BW9702 Hundeführerausbilder (1997)

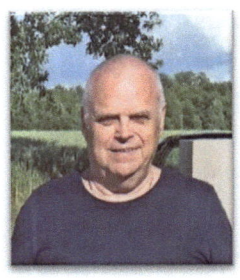

ERNST - ULRICH HAHMANN,
Oberstleutnant a.D.

geb. 1943 in Ellrich am Südharz, lebt in Bad Salzungen, Ausbildung als Dreher, danach Laufbahn eines Artillerieoffiziers. Während der Wendezeit Einsatz als Kreisgeschäftsführer beim DRK Bad Salzungen. Anschließend in hessischen und bayrischen Sicherheitsfirmen in unterschiedlichen Funktionen tätig.

Zwei Mal verheiratet. Verwitwet. Drei Kinder.

Während der Armeezeit Artikel für militär-technische und militärwissenschaftliche Zeitschriften geschrieben sowie eine Dokumentation über das Leben und Wirken des Arbeiterführers Franz Jacob.

Nach der Wende Fernstudium „*Schule des Großen Schreibens*" an der Axel Andersson Akademie in Hamburg.

Jetzt im Ruhestand. Geht seinen Hobbys nach. Schreibt jeden Tag mindestens eine Stunde und geht regelmäßig ins Fitnessstudio.

Mitglied des Literaturkreises Bad Salzungen.

Veröffentlichungen:
* *Das alte Salzungen - Sagen einer Stadt im Werratal*
* *Die Schnepfenburg - Bad Salzungen*
* *Die Ritter vom Frankenstein*
* *Die Gotteshäuser von Bad Salzungen*
* *Die Ritterburgen im Salzunger Land*
* *Das alte Ellrich - Sagen einer Südharzstadt*
* *Die wilde Horde*
* *Unter der Knute Stalins*
* *Reiki - Heilende Hände (Co-Autor Edelweiß Knabe)*
* *Es gibt eine wunderbare Kraft ... (Co-Autor Edelweiß Knabe)*
* *Lausbuben - Geschichten und Erzählungen aus der Kinderzeit*
* *Buntes Allerlei*
* *Lyrisches- Eine Schubkastensammlung aus Poesie*
* *Die St. Johanniskirche in Ellrich - Höhen und Tiefen, Licht und Schatten eines evangelischen Gotteshauses*
* *Weihnachtszeit - Geschichten, Erzählungen, Gedichte, Besinnliches zum Fest*
* *Jörg Seedow - Ein Journalist auf Spurensuche:* *Band 1 Der Leichenschänder / Band 2 Der Flüchtlinge*

- *Welt der Heimatsagen:*
  Band1 Sagen und Geschichten aus dem Werratal / Band 2 Sagen und Geschichten aus dem Südharz-Vorland
- *Welf Wesley - Der Weltraumkadett:*
  Band 1 Die Feuertaufe / Band 2 Auf den Spuren der Außerirdischen / Band 3 In Weltall verschollen / Band 4 Zurück zur Erde / Band 5 Flucht in die Unendlichkeit
- *Todesursache: Vernichtung durch Arbeit:*
  Band 1 Kali-Werra-Revier und das KZ Buchenwald / Band 2 Außenkommandos des KZ Buchenwald im Kali-Werra-Revier / Band 3 Einsatz Kriegsgefangener und Fremdarbeiter im Kali-Werra-Revier/ Band 4 SS-Arbeitslager Erich / Band 5 SS-Arbeitsbrigade IV / Band 6 Die Erinnerung darf nicht sterben
- *Der Zweite Weltkrieg:*
  Band 1 Im Einsatz als Luftnachrichtenmann - Auf dem Weg in die Hölle Stalingrad / Band 2 Mit neunzehn Jahren im Kessel von Stalingrad - Es war die Hölle

Als Ghost Writers geschrieben:
- *Zwischen 2 Welten - plötzlich ist alles anders (Nahtoderfahrungen eines Betroffenen)*
- *Traurigkeit*

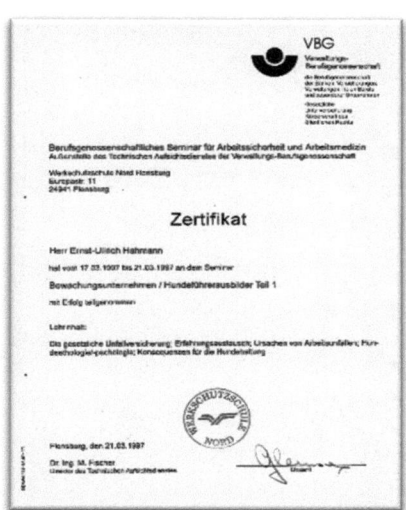 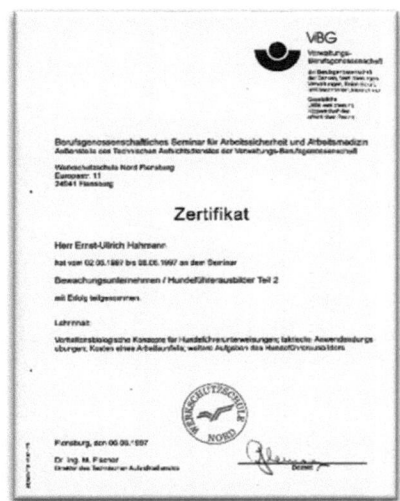